Dr.イワケンの ねころんで読める 英語論文

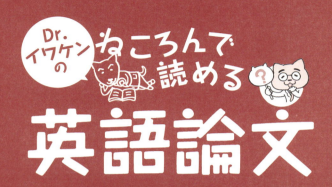

ナース・研修医必見！
海外論文がすらすら読めるようになるヒケツ

神戸大学大学院医学研究科
微生物感染症学講座 感染治療学分野 教授
岩田健太郎 著

MC メディカ出版

はじめに

　この「はじめに」を書いている2018年7月、ぼくは日本スペイン協会が提供しているスペイン語技能検定3級1次試験の不合格通知を受け取りました。これで3回目です。全部で6級あるスペイン語検定ですが、実は4級試験でも1回落ちています。

　何が申し上げたいかと言うと、ぼくは語学の才能に恵まれているわけではない、単なる凡人に過ぎないということです。おまけにそれほど努力家というわけでもない。今回の試験結果の原因もはっきりしています。単純な勉強不足です。スペイン語和訳のほうは上手くいったのですが、和文のスペイン語作文の勉強は不十分でした。勉強が不十分であれば試験に合格しない。アタリマエのことです。

　要するに、本書は「語学の天才が、語学はこういうものだよ」と上から目線で指南する本ではなく、単なる凡人が凡人なりの突破口を模索した、というだけの話なのです。
　試験に落ちるのは愉快な体験ではありません。かといってぼくは絶望しているわけでもありません。落ちた試験はまた受ければよいのです。初めて受験したときよりは、2度めのほうが成績がよかったです。3度めはさらに少しよくなりました。今回の不合格通知を受けて、今度はもう少し工夫をし、努力を重ねて、前回よりはましになりたい。そうやって、ささやかながらの努力を続けていれば、いつかは3級試験だって合格できると思います。そして、2級試験、1級試験だって…1級はちと無理かな。プロレベルなので。

　ぼくの夢はマルチリンガルです。なので、現在、英語、スペイン語、フ

ランス語、イタリア語、ドイツ語、中国語、そしてロシア語を同時進行で勉強しています。まあ、本業もあるし、家事育児もあるのでそれほど本腰を入れているわけではありません。3歩進んで3歩戻るような、さしたる進歩のない勉強の歩みです。

　それでも。諦めずに続けてさえいれば、いつかは複数言語をモノにできる（はず）。言語の世界が広がったら、自分の情報収集の幅も、考えの幅も、人生だって広がるはずです。たぶん、広がるはずだ。ぼくは才能もないし、努力家でもありませんが、諦めだけは悪いんです…ってこれはホンマに取り柄かいな。

　諦めの悪さ。ぼくは「臨床ができない」とレッテルを貼られがちな大学病院に勤務しながら、「神戸大学病院を日本一の病院にする」を目標にしています。まじで目標にしています。病院スタッフは笑って「そんなことできるわけない」と言いますが、笑っている奴らは笑わせておけばよい。冷笑は何も生み出さない。ゴールにたどり着くチャンスはゼロ。とにかく前を向いて歩いているヒトだけが、ゴールに辿り着く可能性を持っているのです。

　ナースにとって英語力は必須です。理由は本文で説明しています。そして本書を読む読者の皆さんすべてが、英語力を高めることができます。その理由も本文で説明しました。あとはやるだけです。

　やるか、やらないかの選択肢があるとき。それは「やる」しかないのです。

2018年7月

神戸大学大学院医学研究科
微生物感染症学講座 感染治療学分野 教授

岩田健太郎

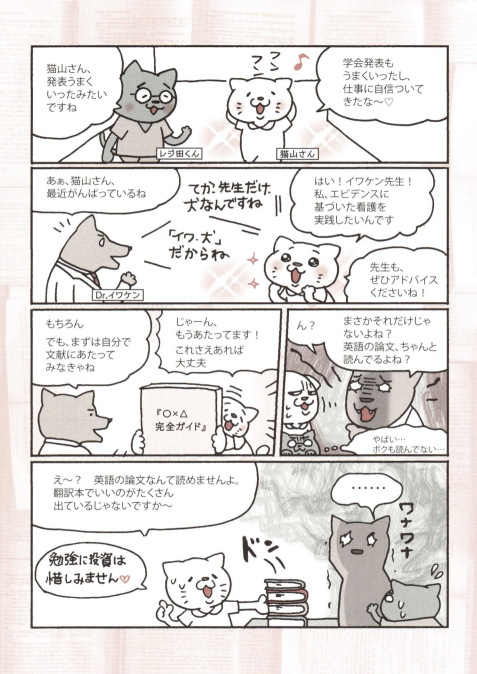

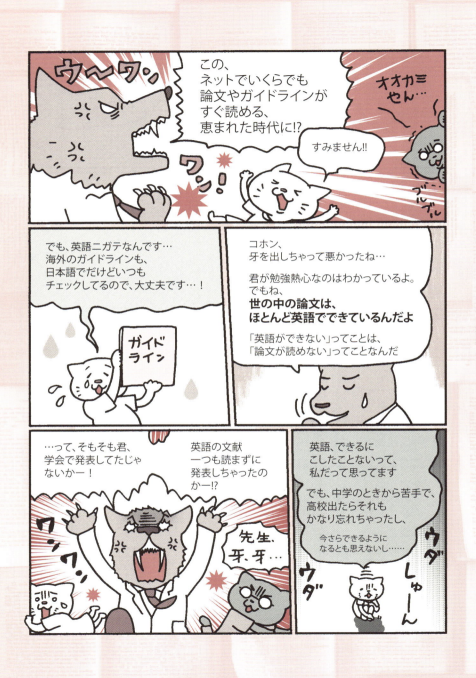

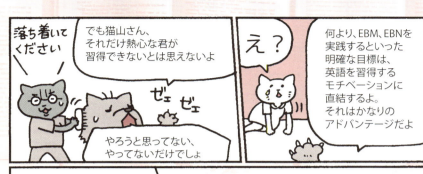
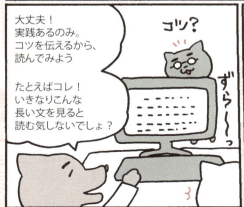
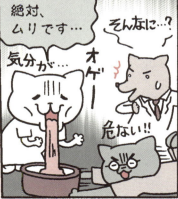

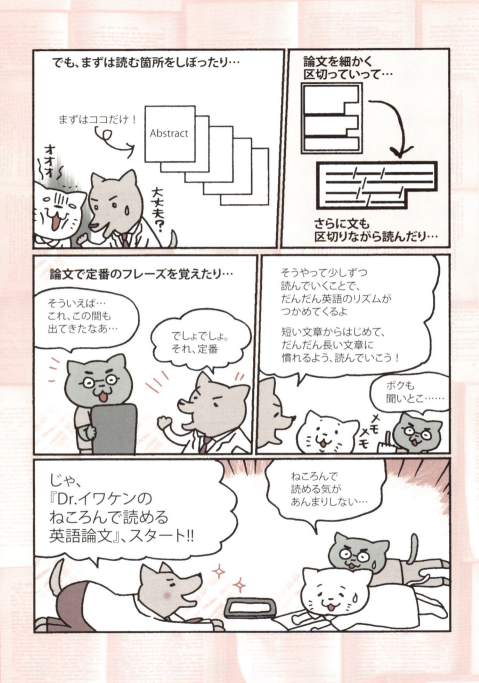

登場人(?)物紹介

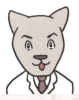

Dr.イワケン
感染症・医学教育のスペシャリスト。
辛口だが、医療と医療者に対する深い愛に裏打ちされた指導で、学びの世界に導く案内人。

猫山さん
イワケン先生と一緒に働くナース。やる気満々。ノリもよい。
実務能力も高く、知識も豊富、いわゆる「できるナース」だが、英語には苦手意識(を通り越してアレルギー)がある。

レジ田くん
気はやさしくて、真面目だが、何事にもちょっと受け身なイマドキ研修医。
頭はよいが、じつは英語は苦手。
イワケン先生にあこがれているが、今のところ、まだ、ちょっと、怖い。

- …て、ことで…
- みんなそろって…
- レベルアップ目指して、出発!

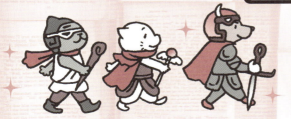

▶ はじめる
　にげる

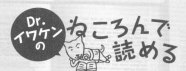

Dr.イワケンの ねころんで読める 英語論文

Contents

はじめに …………………………………………………………… 3
巻頭マンガ ………………………………………………………… 5
登場人（?）物 ……………………………………………………… 9

1章 ガイドラインを読んでみよう

ガイドラインを探してみよう 〜検索方法〜 ………………… 14
ガイドライン、まずは拾い読み 〜ワード検索〜 …………… 17
　▶ **Dr.イワケンの英語サプリ** No English, no presentation ……… 27
　▶ **エイゴクエスト** 〜引用の際の間違いに気付く！の巻〜 ……… 29

2章 PubMedでレビュー（総説）を読んでみよう

最新エビデンスを探す定番ツール PubMedを使ってみよう！ … 32
　システマティック・レビューって何？ ……………………… 34
　システマティック・レビューを読む ………………………… 35
　▶ **Dr.イワケンの英語サプリ** 文法なんかこわくない！ ………… 43

3章 論文のアブストラクト（概要）を読んでみよう

長〜い英語論文にもひるまない！ 読み方のコツ …………… 47

　　　　長〜〜〜い道のりも、短い一歩のつみかさね ………………… 47
　　　　論文の構成を知って、わかりやすい道順で読み進もう ……… 48
　　論文のアブストラクトを読んでみよう ……………………………… 51
　　　　アブストラクトを読んだら、本文ものぞいてみよう …………… 68
　　　　▶ **Dr. イワケンの英語サプリ** 語学は総合的なもの！
　　　　〜聞く・書く・読む・話す…いろんなツールを連動させて学習しよう〜 72

4章 アブストラクトを見ながら、論文本文を読んでみよう

　　実践！ アクティブリーディング ……………………………………… 74
　　Limitationsものぞいてみよう ………………………………………… 85
　　　　▶ **Dr. イワケンの英語サプリ** 論理的な思考って？ ………………… 87
　　　　▶ **エイゴクエスト** 〜英語で三角推量！ の巻〜 ………………………… 89

5章 図や表を中心に、論文を読んでみよう

　　ポイントをおさえて、図表中心に読み解いていこう ……………… 92
　　　　OutcomeとTable1は必ずチェック ……………………………… 92
　　　　Resultsは、図表を読めばさっくりわかる！ …………………… 95
　　　　Discussionの第1パラグラフでResultsのまとめをチェック …… 99
　　　　最後にLimitationsをチェック …………………………………… 100
　　　　▶ **Dr. イワケンの英語サプリ** 論文の構成について ………………… 103

6章 いろんな形の論文を読んでみよう

　　Perspectiveを読んでみよう 〜これまでより長い文に挑戦！〜 106
　　　　▶ **Dr. イワケンの英語サプリ** 翻訳はつらいよ ……………………… 117
　　Perspectiveについてるレター（コメント）もチェック！ ……… 132
　　　　▶ **Dr. イワケンの英語サプリ** 教科書は英語ですか？ ……………… 136
　　　　▶ **エイゴクエスト** 〜読む力は、書く力！ の巻〜 ……………………… 143
　　　　▶ **Dr. イワケンの英語サプリ** 本当の戦いはこれからだ！ ………… 145

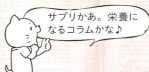
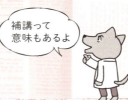

Tips

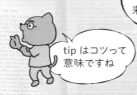
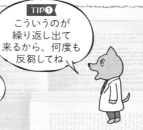

語彙を増やすコツ

①語幹・接頭辞・接尾辞の意味を知って、まとめて覚えよう **TIP❶** ……………… 16
　╋接頭辞　学習ミニリスト **TIP❶plus** ……………………………………………… 139
②頻出単語・フレーズを、まずおさえよう
　確度を表すキーフレーズ **TIP❹** …………………………………………………… 23
　医学英語論文頻出単語を覚えよう **TIP❾** ………………………………………… 53
　╋医学英語論文頻出フレーズ　ミニリスト **TIP❾plus** ………………………… 141

論文のつくりを理解して、ほしい情報まで近道しよう

①気になるワードを検索して、ほしいところから **TIP❷** ………………………… 17
②Clinical Queriesでシステマティック・レビューを探そう **TIP❺** …………… 32
③英語論文はアブストラクトから読もう
　（そしてこっそりConclusionsから読んじゃおう）**TIP❽** ……………………… 48
④論文本文は、まずTable1を読もう **TIP⓫** ………………………………………… 68

英語のノリ・クセをつかもう

①英語は区切って、「つっこみ」ながら前から読もう **TIP❸** ……………………… 19
②英語はまず問題の核心から入る **TIP❻** …………………………………………… 37
③英語では、説明が後ろに追加されていく
　―説明の追加は「ていうか〜」で乗り切れ！ **TIP❼** …………………………… 38
④英語は似た表現の繰り返しが多い **TIP❿** ………………………………………… 58
⑤前後の関係を示す語・表現をおさえて、文章の展開を予想しよう **TIP⓬** … 128

掲載したURLは、すべて2018年8月時点のものです。

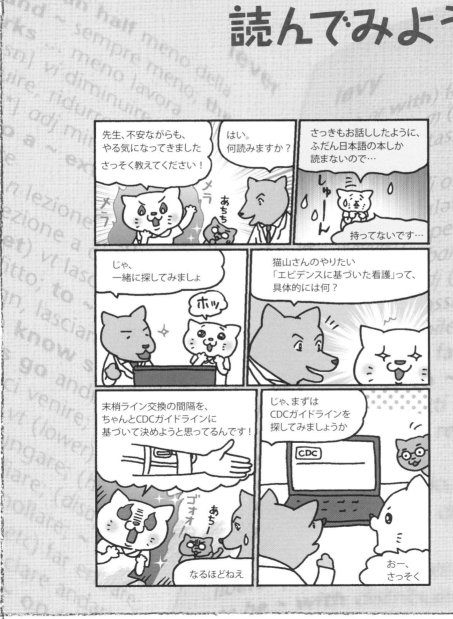

ガイドラインを探してみよう　〜検索方法〜

😺 さ、まずはCDCに行ってみましょう。Centers for Disease Control and Preventionの略ね。日本では疾病対策予防センターなんて訳すようです。でも、略称の方がよく知られています。

　アメリカの感染対策の中心的存在ですが、実際には交通事故や喫煙など、感染症以外の問題にも取り組んでいます。でも、やはり影響力が大きいのは感染症で、感染関連のたくさんのガイドラインがCDCから出されています。「CDCによると……」なんて枕詞をつけると、とたんに説得力がある言い方になります（が、一部の人には反感を買うので要注意）。

　さあ、Googleなどの検索エンジンで CDC と打ち込んでみましょう。すぐにサイトが見つかりますね（https://www.cdc.gov/）。

　ほら、全部、英語でしょ。CDC情報でも、ガイドラインとかは和訳もたくさん出ています。でも、速報性の高い情報は日本語だといろいろ遅れてしまいます。やっぱサイトを直接リアルタイムで読めると便利だと思いませんか？

😿 うーん、英語に慣れてないと、目がチカチカしちゃいますけどね……。

😺 すぐに慣れますよ。さ、では、実際にガイドラインを探してみましょう。というわけで、 CDC　guideline でググると、CDCのGuidelines Libraryのページが見つかります（https://www.cdc.gov/infectioncontrol/guidelines/index.html）。

😿 あ、出てきた。ガイドライン、たくさんありますね。

😺 そう、しかも全部タダ（どやっ）！　これ全部タダで読めるなんて、やっぱりお得でしょ。英語できるとお金もセーブできるんですよ。

😿 そっかぁ！　あれもこれもそれも、全部タダなんですね〜♡

😺 （食いついたな！）しかもね、**情報の多くは英語「だけ」で入ってくる**んです。どんどん新しい情報が入ってきます。日本語のサイトで満足してはいけませんよ。

14　第1章

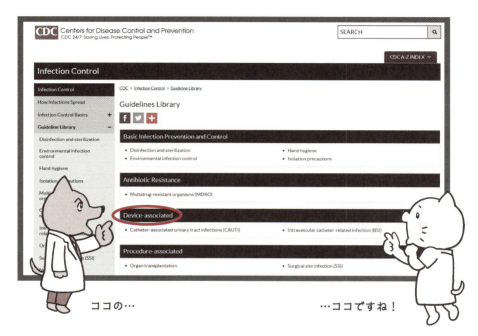

ココの…　　　　　　　　　　　　　　…ココですね！

　うんうん、タダなんだから、読まなきゃ損ですよね〜♡

　（そっちか……）たくさんガイドラインがありますが、末梢静脈ラインについてのガイドラインはDevice-associatedのところに見つけることができます。deviceはデバイスって日本語でもいいですね。ここでは医療機器のことをいいます。感染管理では「カテ」を指すことが多いです。associatedは「関連した」という意味。つまり、デバイス関連感染予防のガイドラインはここを見ればいいわけですね。

　で、Device-associatedの中にIntravascular catheter-related infection（BSI）というのがあって、ここをクリックすると、Guidelines for the Prevention of Intravascular Catheter-Related Infections, 2011（https://www.cdc.gov/hai/pdfs/bsi-guidelines-2011.pdf）というガイドラインを見つけることができますね。これだ！

🐱 これですね!? ……って、あたりまえですが、タイトルも英語なんですよね……。長いし、それだけでも嫌になっちゃうなぁ。
🐺 大丈夫。一つひとつ単語を確認していきましょう。わからないの、ある？
🐱 えーっと……、"intravascular"って、何だったっけ？
🐺 ……「血管内の」って意味です……猫山さん、語彙を増やす必要がありそうですね。ちょうどいいので、説明しましょう。

TIP❶ 語彙を増やすコツ①

語幹・接頭辞・接尾辞の意味を知って、まとめて覚えよう

「intra-」には「〜内の」という意味があります。「イントラネット」って言うでしょ。病院の中だけのネットだからです。

これに対し、インターネットの「inter-」は「〜の間」です。コンピュータのネットワークの「間」をつないだものですね。インターナショナル（international）は国（nation）と国との間ってこと。

つまり、頭についている語（接頭辞）や、おしりについている語（接尾辞）に各々の意味があり、それが幹になる語（語幹）にくっつくことで、さまざまな語彙や活用形が生まれるわけです。

こうやって言葉を分解して意味を理解すると、どんどん語彙が膨らんでいきます。丸暗記じゃ、いかんぜよ。

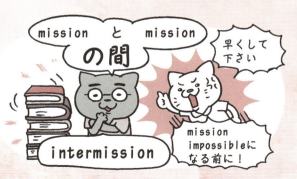

このほかの語幹・接頭辞・接尾辞の例はp.139へ→

🐱▶長いタイトルも短く区切って、長い単語も短く区切って、ですね！

🐺▶そうです。ちなみに、catheterはカテーテル。ただし「**きゃしたー**」と発音します。全然違いますね。

　つまり、このタイトルは、血管内カテーテルに関連した（related）感染（infection）の予防（prevention）のためのガイドラインってこと。

🐱▶わかりました！　ではさっそくクリック！……って、長っ！　無理です。こんなの読めません。

🐺▶まあまあ。全部読む必要はありません。ほしいとこだけつまみ食いしましょう。

🐱▶えっ……　そんなことできるんですか、ていうか、そんなことしていいんですか。

🐺▶いいんです！　ずるくないんだぞ！

ガイドライン、まずは拾い読み 〜ワード検索〜

🐺▶では早速、ほしいところだけつまみ食いしてみましょう。末梢静脈ラインについて知りたいので、そこだけ検索しましょうね。

TIP❷　論文のつくりを理解して、ほしい情報まで近道しよう①

気になるワードを検索して、ほしいところから

Ctrl（Macの場合はCommand）＋Fで検索できます。探しているワードを検索（search）ウィンドウに入力すればOK。そのワードにマーカーがついて、ほしいところから読むことができます。

🐺▶末梢カテーテルはperipheral catheter。これを検索（search）のウィンドウに入力すればOK。

🐱▶おお、全てのperipheral catheterにマーカーがついている！

Replacement of Peripheral and Midline Catheters (Recommendations)

1. There is no need to replace peripheral catheters more frequently than every 72-96 hours to reduce risk of infection and phlebitis in adults [36, 140, 141]. Category IB
2. No recommendation is made regarding replacement of peripheral catheters in adults only when clinically indicated [142-144]. Unresolved issue
3. Replace peripheral catheters in children only when clinically indicated [32, 33]. Category IB
4. Replace midline catheters only when there is a specific indication. Category II

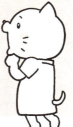

わー、見やすい！

簡単でしょ。さ、こんなふうに、ほしい情報はすぐ見つかりました。まずは上の、末梢カテとミッドカテの交換についての推奨文（Recommendations）を読んでみましょう。3は小児（children）、4はちと特殊なmidline catheterについてなので、割愛。ポイントは1と2にありそうです。

さ、じゃあ、1の文章を見ていきましょうか。

うっ……。これって文1つ分ですよね…？　これでもつらい……。

わかりますよ。でも、大丈夫。さっきタイトルを読んだときみたいに、1つの文をさらに区切って読んでいきます。

これは、「わからない文をちょっとずつ読む」というだけでなく、英語を読むアタマになるためにも、とっても大切なことなんです。

英語を読むアタマ？？？

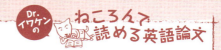

🐱 そう、つまり、日本語とは違う、英語の語りのノリやクセをつかむことが大切なんですよ。

TIP❸　英語のノリ・クセをつかもう①

英語は区切って、「つっこみ」ながら前から読もう

　英語は英語構造のまま、頭から読みましょう。一文一文をきちんと日本語に訳して読んでいこうとすると、日本語構造に沿っていちいち後ろから前に戻って読むことになります。日本語に訳さないで読むのがベター。

　たとえば…（※先ほどの推薦文「1.」の文です）

> There is no need to replace peripheral catheters more frequently than every 72 - 96 hours to reduce risk of infection and phlebitis in adults.

　……という文なら、次のように区切って、つっこみを入れながら読んでいきます（スラッシュリーディングとよばれます）。区切る箇所の目印は、前置詞や接続詞、カンマなど、いろいろありますが、要は「意味のまとまり」を前から順につかんでいければOKです。

```
There is no need / to replace peripheral catheters /
（〜の）必要はない　【何の？→】末梢カテを交換する（必要はない）
```

　こう読むと、「ええ？　交換必要ないの？」となりますよね。いやいや、**英語は後の方で「ていうか〜」と補足がつきます** TIP❼ 。

```
more frequently than every 72-96 hours / ……
【内容の補足→】ていうか〜　72〜96時間おきよりも頻繁に（交換する必要はない）
```

　日本語の流れとずいぶん違うのがつかめましたか？　日本語の

ガイドラインを読んでみよう　🐾 19

感覚のまま前から読むと、「で、何が？」「なんで？」とか、つっこまざるを得ないですよね。日本語と順番がひっくり返ることに慣れつつ、でも、日本語で話すときの形に直そうとするのではなく、英語のリズムに慣れ、そのリズムのまんま、頭から読んでいけるようになりましょう。スピードも上がります。

　この本でも、まずは文をかなり細かく区切る形で読み進めていきます。自分でも区切る部分をチェックして、いろいろ印をつけながら読んでいってくださいね。たくさん読んで、そのうちアタマの中でリズムよく自然と区切っていけるようにね。

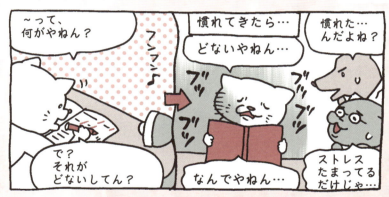

🐱**英語は基本的にリズムと単語。**リズムと単語に慣れてしまえば、このくらいの文章、どうということはありません。意味のまとまりごとに、息継ぎしましょう。ノリの良い人はチャントでもラップでもやってみてください。オフィスでやると周りがひきますから、自宅でね。

🐱はーい。つっこみでも、ラップでも、まかせてくださいYO！
🐱…………で、内容はわかりましたか？
🐱「3、4日おきに交換でよい」ってことですか。
🐱そうです。

🐱 そういえば、各文の後ろにくっついている数字と、category ⅠBとかって、何ですか？

😺 おっ、するどい。そこは重要ですね。

　これもまたCtrl（Macの場合はCommand）＋Fで「category」を検索すると、すぐにほしいところが見つかります（ずるくないんだぞ！）。

The system for categorizing Recommendations in this guideline is as follows:

Category IA. Strongly recommended for implementation and strongly supported by well-designed experimental, clinical, or epidemiologic studies.
Category IB. Strongly recommended for implementation and supported by some experimental, clinical, or epidemiologic studies and a strong theoretical rationale; or an accepted practice (e.g., aseptic technique) supported by limited evidence.
Category IC. Required by state or federal regulations, rules, or standards.
Category II. Suggested for implementation and supported by suggestive clinical or epidemiologic studies or a theoretical rationale.
Unresolved issue. Represents an unresolved issue for which evidence is insufficient or no consensus regarding efficacy exists.

😺 これは要するに、推奨の度合いとその根拠となるエビデンスの質の高さを分類してるってことです。

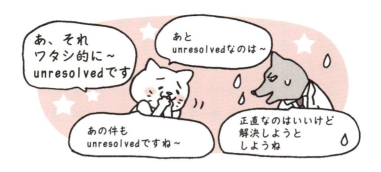

🐱 Category ⅠAもⅠBも "Strongly recommended" と書いてあります。「強く推奨」、イチオシってことです。推奨度合いが強いのです。

これに対してCategory Ⅱは "Suggested" となっています。「こうしてはいかがでしょうか。あんまり根拠強くないけどね」という、やや弱腰の言葉です。まあまあ推奨、ってことですね。

ちなみにCategory ⅠCには、"Required by state or federal regulations, rules, or standards" とあります。州の（state）、あるいは米国連邦政府の（federal）規制（regulation）とか規則（rule）とか標準（standard）とかによって、要求されている（required）んですよってこと（ここには「根拠は微妙だけどね」というネガティブな意味が暗示されているとぼくは思います）。

🐱 なるほど〜。そんなニュアンスが隠されていたとは！

Categoryじゃないですけど、最後にUnresolved issueっていうのがありますね。これは何ですか？

🐱 Unresolved issueは科学的に決着がついていないところを指します。世の中にはまだわかっていないこともたくさんあるんです。科学的な態度とは「なんでもわかってますよ」としたり顔で言うのではなく、「わかっていること」と「わかっていないこと」の区別がしっかりできていることなんですね。こういう誠実なコメントがあるのがアメリカのガイドラインの偉いところです。アメリカ人、意外に謙虚！　日本のおっさんの方がずっと

ふんぞり返ってないか？
- 先生はどうなんですか♪
- ……ではここで、確度を表す表現をまとめておきましょう。

TIP④ 語彙を増やすコツ②

頻出単語・フレーズを、まずおさえよう
確度を表すキーフレーズ

　医学論文やガイドラインには、必要性の度合いやエビデンスの確度に関するさまざまな表現が登場します。特にガイドラインは具体的な基準を示す文なので、こうしたフレーズが多用されます。各々のニュアンスの違いをしっかりおさえましょう。

【丸覚えキーフレーズ】
- There is no need to～「～する必要はない」
- unresolved issue「未解決の問題」科学的に決着がついていないところ。「わからへんな～」「何とも言えへんな～」という感じです。
- appear to～「～と思われる、ようにみえる」「～みたいだなあ」と、少し確度の低いときに用います。

【ニュアンスの違いを知ろう】
- **強制性に関して**（must, should, may）

　must（not）は「やらなきゃ（やっちゃ）ダメ、絶対」で強制性を伴います。should（not）は「しなきゃ（しては）ダメでしょう」、may は「まあどっちでもよい」。これらは全然意味が違いますが、翻訳文とか読んでいると、ゴチャゴチャになっている訳文をよく目にします。やはり原典にあたることは大事です。

【例】

- — it <u>must</u> be collected and stored.
  それは集めて保存しなければならない。
- Glass fragments <u>should</u> be contained in small, puncture-resistant containers.
  ガラスの破片は、小さな、穴の空かない容れ物に入れましょう。
- Hazardous drug waste <u>may</u> be initially contained in thick, sealable plastic bags.
  危険な薬の廃棄物は、初めは分厚い密封できるようなビニール袋に入れてもよいです。　　　　　　　　　　　　➜p.29でくわしく解説！

● **推量に関して**（must, will, would）

　must（に違いない）→will（だろう）→would（だろう）の順で確実性が低くなります。

● **推奨度合いに関して**

- strongly recommended「強く推奨される」イチオシってこと。
- suggested「提案される」「こうしてはいかがでしょうか。あんまり根拠強くないけどね」という感じ。
- No recommendation is made「推奨がない」
- Conditional recommendation「条件付きの推奨」
- low-quality evidence「エビデンスも低いよ」

🐱 なるほど〜。こういう表現を頭に入れておけば、だいたいわかりそうですね！
　…さて、なんか、だいぶ端折りましたね。
🐱 いいんです。とりあえず、当座の目標が果たせれば。全部読まなくても、だいたいわかる、で今は十分です。**全文翻訳は効率もよくないし、読**

むのも上手にならないしね。慌てず少しずつ実力をつけていきましょう。
🐱 うーん、面白くなってしまった……。
🐱 まくるぞ〜。

　　　　　　🐾　🐾　🐾

🐱 さて、ここまでで、末梢静脈ラインは「3、4日以内にルーチンで交換する必要はない」という話がありました。まだガイドラインには先があります。

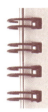

> No recommendation is made regarding replacement of peripheral catheters in adults only when clinically indicated [142-144]. Unresolved issue

No recommendation is made /
推奨がない

regarding replacement of peripheral catheters / in adults
【何について？→】末梢カテーテルの交換（について推奨がない）　成人において

only when / clinically indicated [142-144].
〜のときだけ（＝〜ならば）　【どういうとき？→】臨床的に必要な（ときだけ）。

Unresolved issue
決着がつかない（＝上記のような意見があるけれど、言い切れない）

ガイドラインを読んでみよう 🐾 25

つまり、「『臨床的に必要なときだけ末梢カテ交換する』って意見もあるんだけど〜、これについてはなんとも言えへんな〜」ということです。で、unresolved issue＝「決着つかへん」……となるのです。ガイドラインでも、全てについてわかってるわけではないのです。わかってへんところは男らしく（？）、「わからへん」と誠実に言っとくのが大事。わかったふりはすんな、ってことです。

🐶じゃ、ガイドラインによれば、3、4日ごとにルーチンで交換で、臨床判断で交換みたいなのは保留ってことでしょうか。

🐱そうですね。ただし、これは「ガイドラインによれば」です。**ガイドライン＝エビデンスではないことに要注意。**

🐶え〜、どういうことですか！？

🐱つづく！

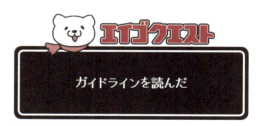

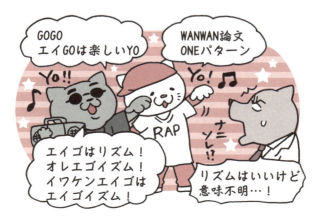

No English, no presentation

　日本の学会は時々行きますが、その膨大な発表数には驚きます。もちっとちゃんと査読して、質の高い発表に絞ればいいのに。あれじゃ学芸会みたいだ。え？　学芸会じゃなくて、同窓会ですって？　そんな本当のことを……。

　日本ではデビュー戦をユルユルにする悪い癖があります。医者の学会発表も最初は地方会の症例報告なのが通例ですが、そこでの発表の質が非常に悪い。だから、「学会発表なんてこんなもんか」と錯覚してしまいます。質の低い発表量産させるくらいなら、地方会なんてやらなきゃいいのに……。

　ぼくが初めて学会発表したのは確か2000年（だったかな？）のSHEA（米国医療疫学学会）でした。結核隔離についての研究でしたが、それはそれは厳しいリハーサルの連続でした。ほんと、泣きそうでしたよ。当時のぼくは英語がとても苦手だったこともあり、オーラルの発表はめっちゃハードル高かったんです。でも、これは後に論文化もできましたし、がんばりがいはありました（Iwata K, Smith BA, Santos E, Polsky B, Sordillo EM. Failure to Implement Respiratory Isolation: Why Does it Happen? Infection Control & Hospital Epidemiology. 2002 Oct;23（10）:595–9.〈https://www.cambridge.org/core/journals/infection-control-and-hospital-epidemiology/article/failure-to-implement-respiratory-isolation-why-does-it-happen/C0AF73E8D3161A37705D544159C27036〉）

　いずれにしても、学会発表はデビュー戦が大事です。ちゃんと正しい方法論を教え、きちんとした発表方法を習わねばなりません。症例報告でもなんでも、学術的に正しい発表をせねばなりません。「こんな症例、見つけました」とか「うちの病院、こうなってます」といった「夏休みの絵日記」みたいな発表をしてはいけません。

　ところで最近、あるナースに、
「私は〇〇学会で何度も発表しています。でも、英語の論文は一度も読んだことがありません」
　と言われて、ぼくは気絶しそうなくらい大きなショックを受けました。一瞬、気絶してたかもしれません。

どうしてかというと、研究の第一歩は研究のための質問（research questionといいます）をすることで、第二歩は「先行研究を全部読む」ことだからです。「全部」読まねばならないのですから、そのなかに英語の論文が入っていないはずがありません。

　先人がやった研究を全部読んで初めて、自分がその研究をする意味があるかがわかります。過去にすでに行われた研究だったら、もう繰り返す意味はありません。意味がないのにカルテを開いたり、培養データを閲覧して患者の個人情報を扱うのは倫理的ではありません。ぼくは以前、倫理委員会の委員長でしたが、先行研究レビューゼロの研究計画書は必ず突き返していました。そういう研究は、非倫理的だからです。

　とまあ、この辺は研究のイロハ、ABCなんです。なのにそれをナースに教えもせず、「とりあえず、○○学会にポスター出してみなよ」と促す指導者がいけないんです（╰(`Д´)╯ノプンプン）。

　この気絶のエピソードが、本書を出した理由です。自分のブログで書きためたのち、その内容を再編集・加筆修正して、一冊の本にしました。

　みなさん、改めていっしょにがんばりましょう。学会で、「ちゃんとした発表」ができるためにも。

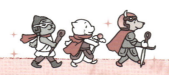

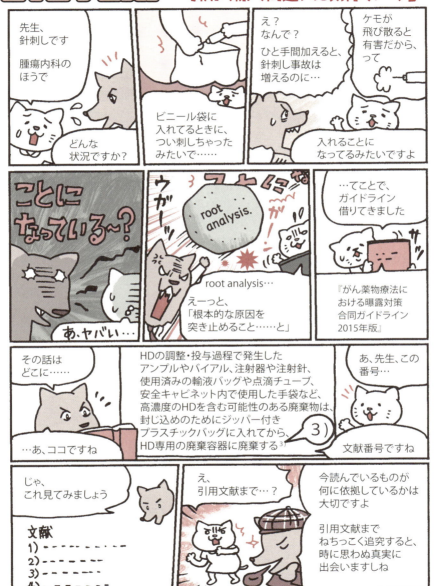

エイゴクエスト

あれ？
日本のガイドラインと
ずい分ニュアンスが
違いますね！

Hazardous drug waste may be initially contained in thick, sealable plastic bags before being placed in approved satellite accumulation containers…

Hazardous drugは危険な薬。wasteはゴミ、廃棄物ね。may be initially contained in thick, sealable plastic bagsは、「分厚い（thick）」「密封できるような（sealable）」ビニール袋に入れてもよいですよってこと。sealは「シール」と語源が同じですが、封印する、密封するという意味があります。要するにジップ◯ックってことですね。

…と、ここでmayに気付きましたか？　そう、ここではmustではなくmay、つまりやってもやらなくてもよいですよって意味です。

少し飛ばして……

Glass fragments should be contained in small, puncture-resistant containers to be placed into larger containers approved for temporary storage.

glass fragmentsはガラスの破片。should be contained in small, puncture-resistant containers。つまり、「小さな、穴の開かない（puncture-resistant）容れ物（containers）に入れましょう」ということ。今度はshouldですね。

そう。
一般物のmay、
ガラス破片のshouldという
ニュアンスが抜け落ちているし、

ガラス破片では
「穴の開かない容器」
（「ジッパー付き
プラスチックバッグ」とは言っていない）
ってなっているのに、
それもなくなっていますね

TIP❹

これって引用の
仕方が……

間違ってますね

そういうことって
あるんですね

それに気付く
ためにも、
やはり英語！

裏を取るのは
大事なんです

第1章

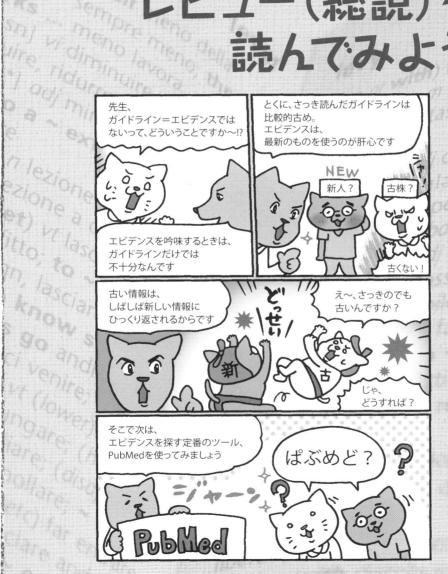

最新エビデンスを探す定番ツール PubMedを使ってみよう!

では、最新エビデンスを探すために、定番ツールPubMedを使ってみましょう。アメリカ国立医学図書館（NLM）が提供している無料の医療系データベースです（https://www.ncbi.nlm.nih.gov/pubmed）。

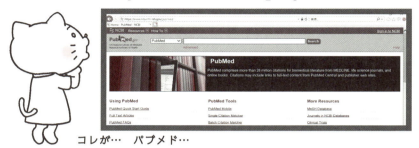

コレが… パブメド…

　で、あとはGoogleみたいに検索用語を入力して調べます。"peripheral catheter, prevention, infection"みたいに。

　しかし、これだとほしい情報になかなかたどりつけず、面倒くさいです。面倒くさいことはどんどん省略したい！　そこで裏技を使いましょう。Clinical Queriesというのを使います。あと、最近はPubMedでもBest Matchという機能がついて、関連性の強い論文を一発で見つけられるようになりました。これはGoogleっぽい機能で、とても便利です。

　今回は、Clinical Queriesを使ってみましょう。ここです！

TIP ⑤　論文のつくりを理解して、ほしい情報まで近道しよう②

Clinical Queriesでシステマティック・レビューを探そう

　エビデンスを探すなら**PubMed + Clinical Queriesで、RCT（ランダム化比較試験）、システマティック・レビュー、あるいはメタ分析を探しましょう**。こうすると、臨床的に関連性の高い論文を素早く見つけてくれるんです。

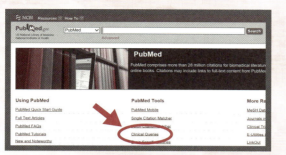
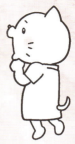

画面⬇の真ん中を見てください。Systematic Reviewsというのが見つかりました。これはたくさんの論文をまとめてくれる、とても便利な論文、「研究論文の研究」なのです。

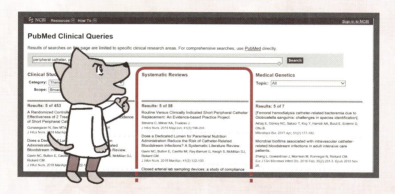

一番上に最新のものがあるのですが、さらに下にいくと……関係ありそうなレビューが見つかりました！ 2015年のものですね。

Clinically-indicated replacement versus routine replacement of peripheral venous catheters.というタイトルの論文で、コクラングループが作っています。コクランってなんですラン？って人もいるかもしれませんが、ここはあんま気にせんでいいです。システマティック・レビューとかメタ分析やってる親分的な存在……くらいに思っておいてください。

システマティック・レビューって何？

🐱 先生、そもそも、「システマ」って何ですか？

🐱 「システマ」とは……いやいや、システマティック・レビューです！ もう、長い英単語になるとすぐ端折るんだから。システマはロシアの格闘技ですよ。

🐱 お、格闘技、大好き！ 特に相撲が好きでして。

🐱 格闘技関係ないから！ システマティック・レビュー（systematic review）は教科書によって微妙に説明が違ってるんですが、要はレビュー（review）の一つです。レビューというのはもともと「再び見る」という意味でした。**すでに発表されている研究をもう一度見直してまとめるのがレビュー、日本語では「総説」といったりします。で、それを系統だったやり方で、決まったルールに則って行うのがシステマティック・レビュー**です。

🐱 なるほど。格闘技、全然関係ないですね。

🐱 ないですよ。で、具体的にはPubMedなど研究のデータベースを使い、決められたルールに則って関連する論文を「全て」探し出します。そこから関係のある論文を絞り出してやり、まとめます。まとめるときに複数の論文データを統合して、さらに分析することをメタ分析（meta-analysis）といいます。メタ分析を行うには、その前提としてシステマティック・レビューが必要になります。

🐱 メタ分析は「分析の分析」ってことですか。

🐱 そのとおり。で、そういうシステマティック・レビュー／メタ分析をたくさんやってるのがコクラン共同計画（Cochrane Collaboration）です。イギリスのコクランさんが作った計画で、今は日本支部もあります。日本人もシステマティック・レビューやメタ分析やってるんですよ。ぼくも実はいくつかやってますが、コクラン共同計画にはまだ参加したことがありません。コクランがまとめた論文集をコクラン・ライブラリー（Cochrane Library）といいます。

🐱 すごい、外国の話と思ったら、日本人もコクランに参加してるんですね。

🐱そうです。今回読む、末梢カテの交換に関するシステマティック・レビューもコクランの企画でした。素晴らしいことに、コクランは同じネタでシステマティック・レビューとメタ分析を繰り返しています。今回の分析も2010年から何度か繰り返されたものなんです。

🐱偉いなあ。システマってすごいですね！

🐱だから、システマちゃうって。

システマティック・レビューを読む

🐱それでは、

Webster, J. et al. **Clinically-indicated replacement versus routine replacement of peripheral venous catheters.** Cochrane Database Syst Rev. 14;（8）, 2015.

（https://www.cochrane.org/CD007798/PVD_replacing-peripheral-venous-catheter-when-clinically-indicated-versus-routine-replacement）

を読んでいきます。

まず、タイトルを確認しましょう。Clinically-indicated replacement、これは前にも出てきた「臨床的に必要ならカテ交換」ってことです。カテーテル周囲に静脈炎の徴候が出たら取り替えましょうってことですね。これに対して（versus）、routine replacementはルーチンでの（定期的な）交換です。venousは「静脈の」って意味です。Vein（静脈）という名詞から来ています。ビーナスは私のことですって？　知らんがな。

🐱何も言ってませんって（怒）。

🐱つまり、末梢カテ（peripheral venous catheters）の交換をclinically indicated replacement とroutine replacementで比較するって研究です。同じ単語が何度も出てきたので、もうだいぶ慣れましたね。

さて、本当は論文を全部ちゃんと読むのが「すじ」ですが、まずはそんなに厳しいこと言わんと、**まずは結論だけ読みます。**

🐱 EBMの講習会とかで、「結論だけ読むな」ってよく言われますよ。

🐺 厳しいツッコミですね。おっしゃるとおりなんですけど、まずは英語学習始めたばっかなので、そうガチガチにやらないのも大事です。

🐱 甘いの大好き♡

🐺 甘えすぎないでくださいね。

　結論をConclusionsといいます。この論文は少し変わっていて、"Authors' conclusions"（著者らの結論）という書き方になっています。単著ならAuthor'sとなりますが、複数形のAuthorsなので、アポストロフィが後ろについて、"Authors'"となっていますね。細かいですが、いずれ論文書くときに大事になりますから、おさえておきましょう。

🐱 いずれ論文書くんですか？？？　初耳〜！

🐺 最初に言いましたよね。この本の目標は、英語での論文執筆と国際学会での発表です。聞いてませんでした？

🐱 ……は、初耳〜！！

🐺 ……じゃ、改めて、論文執筆と発表という目標に向かって、また読んでいきますよ〜。

Authors' conclusions:

The review found no evidence to support changing catheters every 72 to 96 hours. Consequently, healthcare organisations may consider changing to a policy whereby catheters are changed only if clinically indicated. This would provide significant cost savings and would spare patients the unnecessary pain of routine re-sites in the absence of clinical indications. To minimise peripheral catheter-related complications, the insertion site should be inspected at each shift change and the catheter removed if signs of inflammation, infiltration, or blockage are present.

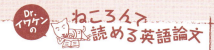

 さて、このパラグラフの結論にはこう書いてあります。

> The review found no evidence
> このレビューでは、エビデンスを見つけることができなかった
> **to** support changing catheters every 72 to 96 hours.
> 【どんなエビデンス？→】72〜96時間おきのカテーテル交換を支持する（エビデンス）。

 1文目じゃないですか。いきなり、問題の核心ですね。
そう、こういうのも、英語のノリといえます。

TIP ❻ 英語のクセ・ノリをつかもう！②

英語はまず問題の核心から入る

　英語では、問題の核心から入って、その後、細かな説明に入ります。パラグラフ単位でみても、基本、1文目に結論を述べることが多いのです。

　英語は基本、せっかち（いらち）なんです。「結論から言え」って、ゴルゴ13なんです。この基本的なリズムを体に叩き込んでいってください。

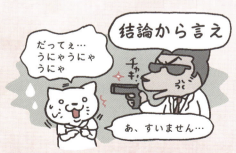

 なるほど、じゃ、次からが細かな説明ですね。

> Consequently, // healthcare organisations //
> それゆえに　　　　医療機関は
> **may** consider changing to a policy // whereby
> 方針を変えても（変えることを考えても）よい　ていうか〜（それによって）【説明が続く→】
> catheters are changed only if clinically indicated.
> 【どんな方針？→】臨床的に必要なときだけカテーテルを交換する（方針）

　ここのorganisationはイギリス英語で、アメリカ英語ならsがzになってorganizationとなります。wherebyは難しい関係副詞で、「それ（前にある単語）によって〜（後ろに続く内容）するところの」という意味ですが、要するに「ていうか〜」と、説明が続きます。
　つまり、論文の結論を使って、医療機関はCDCのガイドラインではない方針、ルーチンでカテを変えない方針にしてよいですよってことです。
　…ん？　先生、なんだかさっきも「ていうか〜」で流してましたけど（p.19）、そんな適当でいいんですか？
　ふふ…　気付きましたね。

TIP❼　英語のクセ・ノリをつかもう！③

英語では、説明が後ろに追加されていく
——説明の追加は「ていうか〜」で乗り切れ！

　先ほど、「英語では、問題の核心に触れた後、説明を追加していく…という流れで話される」と言いましたよね TIP❻ 。

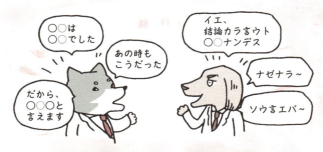

たとえば、こんな感じ。

Zika virus disease (Zika) is a disease caused by the Zika virus, which is spread to people primarily through the bite of an infected *Aedes* species mosquito.

（https://www.cdc.gov/zika/about/questions.html）

ちょっと長いですね。

コンマとwhich（, which）がありますが、前の内容をここからさらに説明しています。ここは「つまり、」という意味でもあるんですが、もっとくだけていうと「ていうか～」みたいな感じです。「ジカウイルス病はジカウイルスが起こす病気ですよ」じゃ、ほとんど説明になっていないので、も少し言い足しときましょうや、と、「, which…」をつけて説明を追加していっているわけ。

付け足し部分にこだわると長い文章にビビります。キモのところだけおさえられれば付け足しは無視しても、さしあたっては構いません。

こんなふうに、**長い文章にビビらず、「"結論→説明"の流れ」に乗って、「ていうか～」とゆる～く付き合ってあげるのが肝心です。**

そのノリをつかんでいれば、さっきのwherebyみたいな知らない単語をいちいち厳密に訳さなくても、「私って○○じゃないです

かぁ、ていうか〜、××なんですよね〜」てな感覚で、流れを止めずに読み進めていけます。

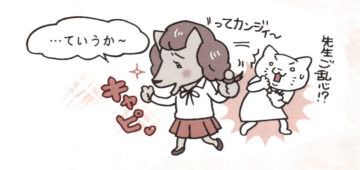

- ていうか〜、先生、それも結局「超テキトー」ってことじゃないですかぁ。
- そう、それ！　よくわかってるじゃないですか！
- ……。次行きましょうか。

This **would** provide significant cost savings /
これ（先に述べた方針のこと）はとてつもない費用の節約になるだろう

and **would** spare patients the unnecessary pain /
また、患者に不要な痛みを与えなくて済むだろう

of routine re-sites /
【どんな痛み？→】カテーテルのルーチン入れ替えの（痛み）

in the absence of clinical indications.
【さらに説明→】ていうか〜　臨床的な適応なしで。

🐱wouldは「〜するであろう」って意味です。推量の助動詞は、must（にちがいない）→will（だろう）→would（だろう）の順で確実性が弱くなっていきますから、ここではちょっと弱腰な発言をしています TIP❹ 。

まだ続きます。spareは「なしで済ます」ということ。スペア・タイヤのスペア、ボーリングのスペアです。re-siteは「場所を移動させること」という意味です。absenceは「〜なし」という意味。

では、あともう少し。次にさらに補足説明があります。

To minimise peripheral catheter-related complications,
カテーテル関連合併症を最小限にするために

the insertion site **should** be inspected / at each shift change /
挿入部位は観察すべきだ　　　　　　　　　【補足→】各シフトごとに

and the catheter removed /
また、カテーテルは抜去すべきだ（removedの前にshould beが省略されている）

If signs of inflammation, infiltration or blockage are present.
【補足（条件が追加される）→】炎症や液漏れや閉塞の徴候があれば

🐱minimiseは「最小限にする」、イギリス英語です。アメリカ英語なら「minimize」ね。should be inspectedは「されるべきだ」という受け身形なんだけど、「されるべきだ」という訳語はカッコ悪いので、日本語なら「するべきだ」にするべきだ。

🐱そうだ、そうだ。

🐱at each shift changeは「各シフトごとに」という意味。1日1回の観察じゃ、足りないんです。

つまり、この文全体で言っているのは、「ちゃんとカテをシフトごとに観

PubMedでレビュー（総説）を読んでみよう 🐾🐾 41

察し、炎症とか液漏れとか詰まりとかがあったら交換しましょう。でもそういうのがなければ、ルーチンで交換する必要はありませんよ」ってこと。

🐻 うーん。うちの病院だとカテの観察、そんなにきちんとやってないかも。
🐺 でも、ルーチンの交換をしたからといって、カテの観察が不要になるわけではないですからね。
🐻 確かに。
🐺 ま、ナースだけでなく、ドクターもデバイスの挿入部の観察は毎日行わねばなりません。自分の患者の腕が真っ赤っかに腫れて、静脈がゴリゴリと固くなってるなんて、医療者として「恥」と考えるべきです。
🐻 本当にそうですね。
🐺 さ、これでエビデンスに基づくカテ管理ができそうですか？
🐻 さっそく会議にかけますね。

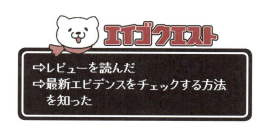

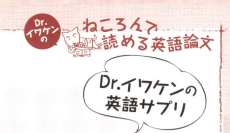

文法なんかこわくない！

　文法はとても大事です。でも、とても嫌われています。文法が大好き、という人はまれです。「私、文法大好きよ」という人は、ちょっと変態（語学フェチ）の可能性が高い。何を隠そう、ぼくは文法大好きな語学フェチです。いいでしょう。変態とお呼びなさい。

　ま、文法といっても別に学問的に理解する必要なんてないんです。要は正しくしゃべったり、読んだり書いたりできればそれでよいのです。日本語でも五段活用とかなんとかいちいち覚えていなくても、ちゃんとしゃべったり書いたりできるでしょう？
　動物は、いっぴき、にひき、さんびき……で、いちひき、にひき、さんひきではないですよ。こういうのを少しずつ、丸覚えすればよいんです。「なぜ」一匹は「ぴ」で、三匹は「び」なのかを学問的に理解する必要はない（なんでなんでしょうね）。

　うちの娘に教えるときも、「牛乳は、いっぱい、にはい、さんばいで、いちはい、にはい、さんはいじゃないんだよ」と教えると「そうか〜」とすぐに納得、覚えてくれます。素直が大事。3、4歳の子にもできるんだから、みなさんにできないわけがない。ちなみにうちの娘はその後、「じゃ、お茶は？」「じゃ、オレンジジュースは？」「じゃ、リンゴジュースは？」と質問攻めにしてぼくを困らせていました（飲み物から離れんかい！）。ま、とにかく、子どもの素直さ、どんどん質問する態度はよいことです。こうやって彼らの語学力（日本語力）はどんどん上達していきます。はるか昔、みなさんがそうだったように（昔、とか言ったら怒られますかね）。

　I do　なんだけど…　He does（変わる）
　I can　なんだけど…　He can（変わらない）
……こんな素朴なところからコツコツやっていけばよいのです。

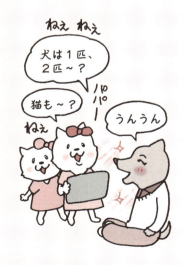

PubMedでレビュー（総説）を読んでみよう

ちなみに、うちの娘（7歳）は英語をロゼッタストーン® で学んでいます。これ、基本的な文法を繰り返しながら覚えるのに最適ですよ。ぼくもスペイン語とかはロゼッタストーン® で学んでます（残念ながら何の宣伝料ももらってませんけど！）。

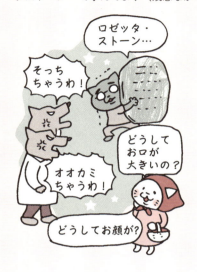

3章 論文のアブストラクト（概要）を読んでみよう

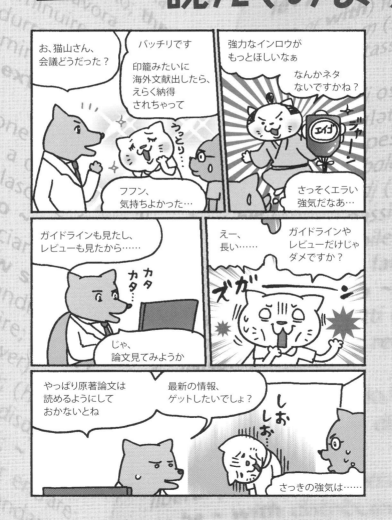

🐱え〜ん、長い文章読まなくても、十分じゃんって、高をくくっていたのに……甘かった……。

🐱原著論文は一番「新しい」のが取り柄です。ガイドラインは最新の情報は取り入れていないのです。例えば、CDI（*Clostridium difficile* infection）の最新のガイドラインは2018年に出た、できたてホヤホヤなものです（米国感染症学会IDSAと米国医療疫学学会SHEAが共同で出してます）[*1]。

しかし、このガイドラインには日本でも最近承認された新薬、ベズロトクスマブ（ジーンプラバ®）についての記載はありません。前の年に、世界最高峰の臨床医学雑誌、New England Journal of Medicineに臨床研究が出てますが[*2]、ガイドラインに取り込むのは間に合わなかったんですね。

というわけで、いかに診療ガイドラインといえども、新規性という観点からいえば原著論文にはかなわないところがあるのです。原著論文を読む習慣がつくと、最新の医学知識を手に入れることができるってわけ。

🐱……理路整然と解説されると、ぐうの音も出ません…参りました。

🐱（ふふん♪）というわけで、次はいよいよNEJMの論文にいってみようと思います！

🐱なんですそれ？　ジャニーズ？

🐱アイドルグループちゃうわ！　だから、New England Journal of Medicine（https://www.nejm.org/）。臨床系でいちばーん偉い学術誌です。

🐱ニューイングランド？　新しいイギリス？

🐱アメリカです！　New Englandはマサチューセッツ州などの北米大陸

[*1] McDonald, L.C. et al. Clinical Practice Guidelines for *Clostridium difficile* Infection in Adults and Children: 2017 Update by the Infectious Diseases Society of America (IDSA) and Society for Healthcare Epidemiology of America (SHEA). Clin Infect Dis. 66(7), 2018, e1-e48.（https://academic.oup.com/cid/article/66/7/e1/4855916）

[*2] Wilcox, M.H. et al. Bezlotoxumab for Prevention of Recurrent *Clostridium difficile* Infection. N Engl J Med. 376(4), 2017, 305-17.

東部にある地域のことです。もっとも、ぼくも昔、イギリスと間違えたことありますが。

🐱 先生でも間違えるんですね。

🐱 自慢じゃないですが、間違いの数において私の右に出るものは……。何を言わせんです。さっさとやりますよ。

🐱 はーい。

長〜い英語論文にもひるまない！ 読み方のコツ

長〜〜〜い道のりも、短い一歩のつみかさね

🐱 論文かぁ……今まで見てきたやつより、長いですよね？ ヤだなぁ……。

🐱 たしかに慣れないうちは、長い文章は見ただけで怯みます。でも、「困難は分割せよ」（byデカルト）の教え通り、要するに**「長い文章」も「短い文章の連打」に過ぎない**ということを忘れず読んでいけばよいのです。

🐱 まぁ、そういっちゃ、そうですけど、軽くごまかされたような気も……。

🐱 まあ、考えてもみてください。長ーい、1つの文章があるとして、これを10個に分割します。長ーーーーーい、文章を文1，文2，文3…文10に。

で、まず文1を読みます。ちょっと疲れます。で、文2を読みます。そう、ぼくらはしんどい作業をしてはいますが、必ず前進はしています。後退はありません。停止はあってもね。普段の感染管理の業務のように、「またメロペン・バンコかよ」とか「また血培採ってない！」といった虚しさはどこにもありません。**翻訳、英語読解は前進あるのみ**、なんです。

🐱 なるほど。

🐱 あとは、とにかく短い文章を読むことを、細かく細かく繰り返していくだけです。特にナースはまじめな人が多いので、こういう作業は得意だと思いますよ。食わず嫌いしているだけです。

🐱 やってみたら、なんとかなると？

🐺 なりますって。ぼくみたいに怠惰な人間でもできるんですから。
🐶 あ、そうだ！　先生、いい加減、結核発症届、出してください。
🐱 う、うーん、なんであれ、2枚も書かなきゃいけないの？　マイナンバーもそうだけど、役人が考える書類って無駄が多すぎる〜。
🐺 ……（言い訳すんな！）。

論文の構成を知って、わかりやすい道順で読み進もう

🐺 一歩一歩、ですね。そうとわかっていても、こうして実際長〜い英語の文章を目にすると、改めて読む気が失せますね。
🐱 ……そんなはっきり……。でも大丈夫です。ほしい情報が書かれている場所や、特に重点的に読むべき箇所はどこか、絞って読むコツもありますしね。
🐶 ほんとですか？　やる気を出させてください！
🐱 論文には、最初にアブストラクト（Abstract）がついていますよね。本文に入る前に、ここだけ読んじゃいましょう。

> **TIP ⑧**　論文のつくりを理解して、ほしい情報まで近道しよう③
>
> ### 英語論文はアブストラクトから読もう
> （そして、こっそりConclusionsから読んじゃおう）
>
> 　アブストラクト（Abstract）とは、論文の「要旨、概要」です。本文に入る前にここを読めば本文に入ってから迷子になることがありません。まあ、地図のようなものといっていいでしょう。
> 　さて、Abstractという地図を手に入れたものの、それだけではどう進めばよいかわかりませんね。しかし、道はきちんと整理されていて、道しるべははっきりと示されています。

論文のabstractは基本的に次の4つからできています。
- Background：その研究が行われた背景、理由
- Methods：研究方法
- Results：研究の結果
- Conclusions：結論

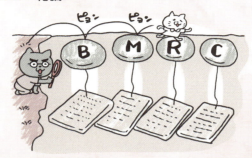

まあ、こういう形式をとってないこともありますがね。例えば、BackgroundがIntroduction（いわゆるイントロ）になっていたり、研究場所を書くSettingsや研究デザインを書くStudy design（デジグン、ではなく「デザイン」と読みます）という項目があったりする雑誌もありますが、まあ大した違いではありません。

あと、ほんちゃんの論文では、ResultsとConclusionsの間に「Discussion」が入ります。ここは論文で一番面白い部分ともいえますし、日本人の論文書きが一番苦手とする部分でもありますが、とりあえず今は気にしないでいいです（p.103 Dr.イワケンの英語サプリ「論文の構成について」参照）。

では、どの順番で読んでいくのがいいでしょうか？

●Conclusions→Results→Methods（→Background）の順で読む
　Abstractは頭から順番に読んでいくのが筋ですが、あえて「Conclusions（結論）」から読むのも手です。多くの人は（こっそ

り）そうしていると思います。**結論を把握できていると、その他の内容も把握しやすくなりますよね。**

　そうして最初に結論をチラ見しておいて、逆走してResults（結果）を読む。

　さらにさかのぼってMethods（研究方法）を読みます。ここが研究においては最重要部分なのですが、最初はあえて軽～く読みましょう。力を抜くのが大事です。「どういう団体が、これこれこういう目的で、情報提供したり、データを集めたり、いろいろ教えたり…」…て感じで、ややこしいことが書いてある箇所はは・しょ・り・ましょう。すっ飛ばしても、業務に支障ありません、まじで。

　次はBackground（背景）。これも楽勝です。そもそもBackgroundとは、その研究が行われた背景のことで、なんでその研究が必要なのかという理由説明がここで行われます。でも、その専門領域に属している人はたいていその辺の事情には通じています。だから、場合によってはこのBackgroundは（業界内の人は）読み飛ばしたって構わないのです。業界外の人が、「なになに、最近わしの業界外ではこんな研究があるんかいな」とのぞく場合は、Backgroundを丁寧に読み込んで「その辺の事情」を理解します。

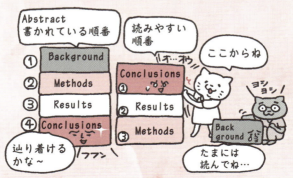

🐱さあ、道順がわかったところで、読んでいきましょう。どうですか？長い英文も、「とっつき」がどこかわかれば読み始める気になるでしょう？
🐱そうですね。やる気……というより、勇気が湧いてきそうな……。

論文のアブストラクトを読んでみよう

🐱ということで、いよいよ論文のアブストラクト部分に取り組んでいきましょう。CAUTIに関するものです。
🐱CAUTIというのは？
🐱catheter-associated urinary tract infectionです。urinary tractは尿路。urinary tract infectionは尿路感染で、UTIとも略します。カテーテル関連の尿路感染のことです。
🐱この業界は略語が全て。
🐱まあ、プロレス団体と大差ありません。
🐱SWS、UWF、WWE、WCW……。
🐱もういいです。
　では、読んでいきましょう。今回は、こちら！

Saint, S. et al. **A Program to Prevent Catheter-Associated Urinary Tract Infection in Acute Care.** N Engl J Med. 374(22), 2016, 2111-9.
（http://www.nejm.org/doi/full/10.1056/NEJMoa1504906#t=abstract）

"Copyright ⓒ 2016. Massachusetts Medical Society. All rights reserved."

さっそく開いてみましょう。
🐱長い！　でも、まずはConclusionsからですね！
🐱こっそりね。

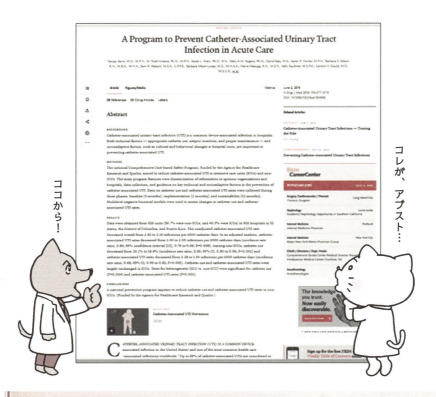

ココから！

コレが、アブスト…

Conclusions

A national prevention program appears to reduce catheter use and catheter-associated UTI rates in non-ICUs. (Funded by the Agency for Healthcare Research and Quality.)

A national prevention program
国中でやっている予防プログラムは

> **appears to** reduce
> 【「〜してるみたいだなぁ」何してるみたい？→】減らしているようだ
>
> catheter use and catheter-associated UTI rates
> 【何を減らしている？→】カテーテルの使用とカテーテル関連尿路感染発生率
>
> in non-ICUs.
> 【どこで？→】集中治療室以外で

　A national prevention programは、いろいろなプログラムがあるなかで、この論文で紹介した一つのプログラム……という意図を込めて不定冠詞のaがついています。日本人は冠詞が苦手ですが、実際の用例から少しずつ慣れていくのが大事です。日本語でも「なんとかが」と「なんとかは」の違いを文法的に説明するのは難しいでしょ。習うより、慣れろ、です。

　appear to は「〜みたいだなあ」という動詞で、少し確信の度合いが低いときに使います **TIP❹**。in non-ICUsのnonは否定なので、「ICUじゃないところで」。

　さて、ここで必須単語のrate とratioを区別しておきましょう。

TIP❾　語彙を増やすコツ②

頻出単語・フレーズを、まずおさえる
医学英語論文頻出単語を覚えよう

【rate と ratio と proportion を区別しよう】

　rate と ratio と proportion は、どれも辞書では「**割合**」とか書いてあって混乱します。

　proportion と ratio の違いは、要するに分母の違いですよ。分母

が大事なんですね。簡単に言うと、proportionは全体を分母としたもの。ratioは分母と分子は別のもの、です。

例えば、
病棟ナースのうち男子がいるproportionは……

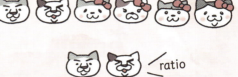

$$\frac{男子}{（男子＋女子）}$$

男子の女子に対するratioは……

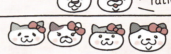

$$\frac{男子}{女子}$$

違いがわかりましたか？　分母が何かってのはとても大切なので、分子よりも分母に注目すると理解しやすいです。

そしてrateは、出生率や失業率など時間（期間）に対するデータとなります。

🐱 わかりやすい！　でも、レートとラツィオって、言葉としてわかりにくいですね。

🐱 「レート」と「レイショ」。ラツィオはイタリアのサッカーチームですよ。

🐱 先生、サッカーネタにぶれると大変なので本題に戻ってください。

🐱 （あんたが間違えたんじゃろが）……。

🐱 日本語の訳語がピンとこないんですよね。

🐱 はい、なのでぼくは「rate」と「ratio」と、そのまま英語で使ってます。日本語だとどうしてもピンと来ないですね。

🐱 頻出単語は無理に訳さず、英語のまま覚えちゃう方がいいってことか！

🐱 そう！　ちなみに分子はnumerator、分母はdenominatorといいます。

🐱 覚えられません！

🐱 うーん。Nは「ノッポ」で上、Dは「どん底」で下ってことで、分子、分母をnumerator、denominatorってのはどうでしょ。

論文には、こんなふうに研究に欠かせない単語や、医療専門用語など、さまざまな頻出単語があります。たくさん読んで、蓄積していってくださいね。

さ、最初に結論をチラ見して、「CAUTIは減らせる（ただし非ICUで）」という話を読んどきました。では、次に逆走してResultsを読みます。

Results

Data were obtained from 926 units (59.7% were non-ICUs, and 40.3% were ICUs) in 603 hospitals in 32 states, the District of Columbia, and Puerto Rico. The unadjusted catheter-associated UTI rate decreased overall from 2.82 to 2.19 infections per 1000 catheter-days. In an adjusted analysis, catheter-associated UTI rates decreased from 2.40 to 2.05 infections per 1000 catheter-days (incidence rate ratio, 0.86; 95% confidence interval [CI], 0.76 to 0.96; P=0.009). Among non-ICUs, catheter use decreased from 20.1% to 18.8% (incidence rate ratio, 0.93; 95% CI, 0.90 to 0.96; P<0.001) and catheter-associated UTI rates decreased from 2.28 to 1.54 infections per 1000 catheter-days (incidence rate ratio, 0.68; 95% CI, 0.56 to 0.82; P<0.001). Catheter use and catheter-associated UTI rates were largely unchanged in ICUs. Tests for heterogeneity (ICU vs. non-ICU) were significant for catheter use (P=0.004) and catheter-associated UTI rates (P=0.001).

🐱 長っ！　目が回る……。

🐺 長さにだまされちゃダメです。「困難は分割せよ」（本日２回目！）。少しずつ、短くやっていきましょう。

Data were obtained / from 926 units in 603 hospitals /
データは得られた　　　　　【どこから？→】603病院の926ユニットから

in 32 states, the District of Columbia, and Puerto Rico.
【どこの病院？→】32の州とワシントンDCとプエルトリコの。

🐺 Dataはデータ。まんまですけど、これって複数形の単語なので、次のbe動詞がwereなんです。

🐱 へえ！　データの単数形は何ですか？

🐺 datum、といいます。でも、ふつう使わないかな。（カッコの中は飛ばして）the District of Columbiaはアメリカの首都、ワシントンDCの正式名称です。DCは東側にあります。ワシントン州は首都ではなく、しかも西海岸にあります。で、プエルトリコ（Puerto Rico）。ここは国ですが、アメリカの自治領なんですね。

とにかく、こういうたくさんの州（など）のたくさんの病院のたくさんの患者のデータですよってことです。

🐱 なるほど。

The unadjusted catheter-associated UTI rate /
（統計的）調整のないカテ関連UTI発生率は

> decreased overall / **from** 2.82 **to** 2.19 infections /
> 全体として減った　　　【→どのくらい？→】　2.82件から2.19件の感染に（減った）
> **per** 1000 catheter-days.
> 1,000カテ日あたり。
> In an adjusted analysis, / catheter-associated UTI rates decreased /
> （統計的）調整を受けた分析ではカテ関連UTI発生率は減った
> **from** 2.40 **to** 2.05 infections **per** 1000 cateter-days /
> 【→どのくらい？→】1,000カテ日あたり、感染2.40件から2.05件に（減った）
> (incidence rate ratio, 0.86; 95% confidence interval [CI], 0.76 to 0.96; P=0.009).
> （発生率比0.86、95%信頼区域0.76〜0.96、p値0.009）。

　adjustedは「調整を受けた」なので、**un**adjusted「調整していない」という意味です。ラッキー、アンラッキーと同じです。**de**creaseは「減る」、ちなみに**in**creaseは「増える」ね TIP❶ 。overallは「全体的には」ってこと。
　次の文も作りはまったく同じですね。「多変量解析でも減りましたよ」ってことです。で、カッコの中は、incidence rate ratio。

🐱 出た！　rateとratioですね TIP❾ 。

🐱 この場合は、incidence rate（発生率）のratioってことです。この場合は…

　　対策後
　　―――
　　対策前

…のratioですね。

　0.86は1より小さいのでratioとしては減ってますよ。95% confidence intervalは95％信頼区間。0.76から0.96なので、やはり1を割っているから有意に割ってますよ。p値を見ても、やはり小さいですよね。
　…ってことで、「CAUTIが減った」という結論がResultsからもわかりました。

どうです？　ここにも英語の特徴が出ています。

TIP⑩　英語のノリ・クセをつかもう④

英語は似た表現の繰り返しが多い

　上の文章を見ていても、同じような単語、同じような文章の繰り返しでしょ。慣れてくれば、どうってことありませんね。同じ単語が繰り返されすぎて、ちょっとくどいですね。英語ではよくあることです。また、同じ内容をほかの単語を使って言い換えながら、何度も言う、なんてこともよくありますね。

　くどさは英語の特徴。だから同じような内容が出てきたら、「ああ、また言ってんな〜」「さっきも聞いたよ」と、確認しつつ軽く流してください。ちなみに翻訳するときとかは、重複部分をあえてバッサリ切り取り、日本語として自然な文章にするといったテクもありますよ。

🐱「英語はくどさが特徴」……先生が英語にハマる理由はよくわかりました。

🐱なぬ？

🐱えーっと、次も似たような文章ぽいですね。続けましょう！

Among non-ICUs,　catheter use decreased
ICUでないところ（のなか）では、カテーテルの使用は減った
from 20.1% **to** 18.8%
20.1%から18.8%に（減った）
(incidence rate ratio, 0.93; 95% CI, 0.90 to 0.96; P<0.001)
（発生率比0.93、95%信頼区間 0.90〜0.96、p値0.001未満）

> and catheter-associated UTI rates decreased /
> そして、カテ関連UTI発生率は減った
> **from** 2.28 **to** 1.54 infections **per** 1000 catheter-days /
> 1,000カテ日あたり2.28件から1.54件の感染に
> (incidence rate ratio, 0.68; 95% CI, 0.56 to 0.82; P<0.001).
> （発生率比0.68、95信頼区間0.56〜0.82、P値0.001未満）。

　non-ICUは「ICUじゃない」ってこと。まあ、一般病棟ですね、普通は。amongは「〜のなかで」。decreased from〜to〜は、1つ前の文と構造がまんま同じですね。

　カッコの中も同じ。incidence rate ratioはincidence rate「発生率」をratioで比べたもので、0.93で95％信頼区間が0.90から0.96と1未満なので有意に減りました。p値も低いです（<0.001）。

　次の文もまったく同じパターンの繰り返しです。うわっ、英語論文、ちょろいじゃん。ワンパターンじゃん。

🐱たしかに、ちょっと飽きてくるくらいですね！

🐱……というわけで、「本研究ではカテ関連UTIとカテ使用（非ICU）が減りましたよ」っていう話でした。

　では、ICUではどうだったかって？　というのが、次の内容です。

> Catheter use and catheter-associated UTI rates /
> カテーテル使用とカテ関連UTIの発生率は
> were largely unchanged / in ICUs.
> ざっくりとは変化がなかった　　　ICUでは

論文のアブストラクト（概要）を読んでみよう

> Tests for heterogeneity (ICU vs. non-ICU) were significant
> （ICUと非ICUを比較した）異質性のテストは有意だった
> for catheter use (P=0.004) and catheter-associated UTI rates (P=0.001).
> カテーテル使用（P値0.004）とカテ関連UTI発生率（P値0.001）において。

　largelyは、「大部分は」とか「たいがいは」ということですが、「ザックリと」くらいの意味ですね。unchangedはchangeが形容詞になってunが付いた形 **TIP❶**。

　tests for heterogeneityはやや難しい研究関係の話なのでここではくわしく述べませんが、ICUと非ICUでは、カテーテル使用やカテ関連UTIにおいて「違う」ということを意味しています。だから、カテ関連UTIの研究をするときはICUとそうでないところは別々に分析した方がよいかもよ、ということも示唆しています。heterogeneityは異質性という意味です。

　さ、Resultsも読み終わったので、さかのぼって「Methods（方法）」を読みましょう。

Methods

The national Comprehensive Unit-based Safety Program, funded by the Agency for Healthcare Research and Quality, aimed to reduce catheter-associated UTI in intensive care units (ICUs) and non-ICUs. The main program features were dissemination of information to sponsor organizations and hospitals, data collection, and guidance on key technical and

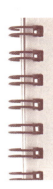

socioadaptive factors in the prevention of catheter-associated UTI. Data on catheter use and catheter-associated UTI rates were collected during three phases: baseline (3 months), implementation (2 months), and sustainability (12 months). Multilevel negative binomial models were used to assess changes in catheter use and catheter-associated UTI rates.

🐱 ここが研究においては最重要な部分なのですが、最初はあえてか〜く読みましょう。力を抜くのが大事です。

The national Comprehensive Unit-based Safety Program, funded by the Agency for Healthcare Research and Quality,……

🐱 長いですけど、まずはこんな感じで読んでみてください。

　まず、第1文の主語である「The national なんちゃらかんちゃらProgram, funded byなんちゃらかんちゃら」は、「どこぞからお金をもらった団体」……くらいの意味しかないのでサラサラ飛ばしてください。ここが研究やってるぜって意味です。こういうのは逐一訳す必要はありません。

🐱 まじですか。

🐱 まじです。すっとばしても業務に支障はありません！（きっぱり！）。
　ここまでが主語で、で、そういう団体がどうしたか、というと……

論文のアブストラクト（概要）を読んでみよう　🐾🐾🐾 61

> ...... / aimed to　　　　　　　/ reduce catheter-associated UTI /
> 　　　（～することを）目指した　【何を？→】カテ関連UTIを減らす（ことを）
>
> in intensive care units (ICUs) and non-ICUs.
> 【どこで？→】集中治療室（ICU）と非ICUで。
>
> the main program features / were dissemination of information /
> 主たるプログラムの内容（特徴？）は、【以下に説明があり→】情報の拡散
>
> to sponsor organizations and hospitals, / ......
> 【どこに情報を広げるかというと？→】スポンサーとなる組織と病院に

🐱 disseminate は広げる、ということ。感染が広がると disseminated infection となります。

> ...... / data collection,
> 　　　　【プログラムの主な内容の続き→】データ収集、
>
> and guidance / on technical and socioadaptive factors / ......
> そしてガイダンス　【どんな？→】技術的な要素と社会適応的な要素における

🐱 socioadaptive というのは、socio「社会」に adaptive「適応する」ってことです。なんかよくわかりませんが…ええい、ここはわからんままにしておきましょう（きっぱり！）。

🐱 なんか、放っておくのにも慣れてきました。

🐱 で、最後は簡単で……

> ...... / in prevention of catheter-associated UTI.
> 【さらに補足→】カテ関連UTIの予防をするうえで。

🐱 どうも感染症の予防には技術的な問題だけでなく、社会に適応するような……ものが……必要らしい。

🐱 先生、ごまかしてるわけじゃないんですよね？「だいたいの意味がつかめればOK」って言いたいんですよね？

🐱 そう。てなわけで、「どこぞの団体がカテ関連UTIを減らすために、情報提供したり、データ集めたり、いろいろ教えたりしましたよ」ってこと。次！

> Data on catheter use and catheter-associated UTI rates /
> カテーテル使用とカテ関連UTI発生率（rate）のデータが
> were collected / during three phases: /
> 集められた　　　　3つの時期の間に【コロンの後に列記される。3つの期間とは何ぞや？→】
> baseline (3 months), implementation (2 months), and sustainability (12 months).
> ベースライン（介入前の基礎情報）(3カ月間)、介入すること(2カ月間) そして、維持すること（介入したあと持続的にどうなったか）(12カ月間)。

🐱 ふむふむ。

論文のアブストラクト（概要）を読んでみよう  63

> **Multilevel negative binomial models** / were used / ......
> なんちゃらかんちゃらが…　　　　　　使われた

🐱 ん？　先生、主語の部分がなんかおかしかった気がするんですけど。
🐺 それは解析のマニアックな方法の名前なので、ここでは端折りましょう。
🐱 いいんですよね？
🐺 いいんです。なんかそういうのが使われましたよってこと。

> ...... / to assess changes /
> 【で、何のためか、というと→】変化を評価するため
>
> **in catheter use and catheter-associated UTI rates.**
> 【何の変化？→】カテ使用とカテ関連UTIの発生率における（変化）

🐺 では、最後にBackgroundです。ここも楽勝ですよ。がんばりましょう。
🐱 ていうかぁ、先生さっき、Backgroundは業界外の研究の背景を知るためのもの、みたいなこと言ってたじゃないですかぁ（TIP❽参照）。でも私、業界外の論文とか、読む気ありませんし（きっぱり！）。
🐺 そう言うと思いました。というわけで、サラサラとBackground、いきましょ。

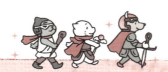

64　第3章

Background

Catheter-associated urinary tract infection (UTI) is a common device-associated infection in hospitals. Both technical factors — appropriate catheter use, aseptic insertion, and proper maintenance — and socioadaptive factors, such as cultural and behavioral changes in hospital units, are important in preventing catheter-associated UTI.

どうですか？ Conclusionsから始まり、下からさかのぼって読んでいったわれわれですが、ここまでくると出てくる単語は「またか」のおなじみなものがほとんどです。リズムにも慣れてきましたね。ま、要するに**英語なんて単語とリズム**なんです。英単語に慣れ、そのリズムに慣れてしまえば、わりと楽勝なんです。

そのリズムのまんま、ここも頭から訳していきます。

Catheter-associated urinary tract infection (UTI) /
カテ関連UTIは

is a common device-associated infection / in hospitals.
よくあるデバイス関連感染だ　　　　　　　【どこで？→】病院で

「デバイス関連感染」は難しい専門用語ですが、「なんとかassociated infection」という言い回しは前にも出てきておなじみですね。

論文のアブストラクト（概要）を読んでみよう　65

> **Both** technical factors /
> 技術的な要素も　【もう一つは何？→】
> — appropriate catheter use, aseptic insertion, and proper maintenance — /
> 【どんな？→】適切なカテーテル使用、無菌的な挿入、そして適切なメンテナンス（などの技術的な要素）
> **and** socioadaptive factors, /
> 【"もう一つ"来るよ→】社会適応要素も、いずれも
> **such as** cultural and behavioral changes in hospital units, /
> 【（例、来るよ）どんな？→】例えば、病院での文化や行動の変容（のような社会的要素）
> **are** important in preventing catheter-associated UTI.
> カテ関連UITの予防に重要だ。

🐱 まず、Both technical factors……うにゃうにゃと、technical factorsの説明があって、and socioadaptive factors……うにゃうにゃ……と、さらに説明があります。これはboth and 構文ですね。技術的な要素と社会適応要素がありますよっ、てことです。

🐱 うにゃうにゃ、うにゃうにゃ……。

🐱 それぞれ、ダッシュ（—）やsuch as（「たとえば」）の後に、うにゃうにゃ…違った、くわしく説明しています。ちなみに、properはappropriateとほぼ同義ですが、英語では全く同じ単語を連呼するのを嫌うので、言葉を変えています。

　技術的な要素のところでは、カテ関連UTI予防にはいろいろテクが要りますよ、という内容がここで述べられています。

🐱 われわれの業界では「常識」ですね。社会適応要素（socioadaptive factors）についてが、いまいちピンときませんが。

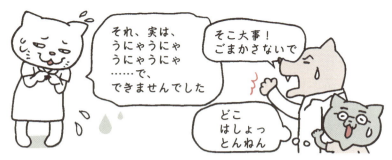

🐱 この説明では、病院職場での文化とか行動とかの変容ってことですね。「入院患者はとりあえず尿カテ入れとけや、ゴルァ！」みたいな非理性的な習慣がculturalな要素、「手指消毒必要なんやけど、めんどくさいから端折っとこうぜ」みたいな「わかっちゃいるけどやめられない」のがbehaviorの要素です。

　そういう文化とか行動の変化（change）を起こすのは理屈や情報だけではありません。その辺の変容をもたらすのがsocioadaptive factorsってことです。納得とか、そういうのがないと、技術だけでは感染は減らせへんってことです。

🐱 わかりすぎて、つらい……。どこの国でもいっしょなんですね（しみじみ）。

🐱 で、そういう両方の要素が重要なのだと。何に重要かというと、カテ関連UTIの予防に重要なんですね。

🐾 🐾 🐾

🐱 さ、下から読んできたアブストラクトもようやくおしまいです。では、最初から（頭から）読み直してみましょう。今度は声に出してね。このくらいの長さの英語が苦痛にならなくなれば、もうけものです。

🐱 でも先生、このアブストラクトだけじゃ、くわしいことは何もわかりませんね。具体的にどういう対策をとったのかもイメージしづらいですし。

🐱 偉い！　よく気が付きました。勉強したときに「わかった！」と思うよりも「なんだかよけいにわからなくなってきたなあ」と考える人の方が、より深く物事を考えているんですよ。そう、おっしゃるとおりで、アブス

トラクトだけではなんのことだかよくわからないですね。なので、本当は論文の本文を読まないといけないんです。

でも、いきなり何千単語もある本文からスタートすると、たいていの人はその分量に溺れてしまいます。慌てる必要はありません。**まずはアブストラクトを苦痛なく読めるようになりましょう。本文を精読するのはその後でも十分です。**

アブストラクトを読んだら、本文ものぞいてみよう

さて、ここまで、CAUTI減らせるか、という論文を（アブストラクトだけ）読んできました。でも、猫山さんもご指摘のように、「具体的に何やったの?」という答えはアブストラクトには書かれていません。なんか、ムズムズしませんか。そこで、本文もちょこっとのぞいてみましょう。

論文を読むときには魔法の言葉があります。それは、こちら！

TIP 11　論文のつくりを理解して、ほしい情報まで近道しよう④

論文本文は、まずTable 1を読もう

Table（表）1には概して、その研究のキモというか、一番大事な情報が詰まっていることが往々にしてあるのです。そこで、本論文を見てみると、ありました、ありました。実際にやった介入が列記されています。

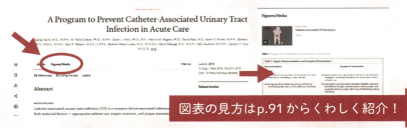

図表の見方はp.91からくわしく紹介！

🐱 というわけで、Table1を読んでいきましょう。

Table 1. Program Recommendations and Examples of Interventions.*	
Recommendation	**Example of Intervention**
Primary ⬅	
Conducting daily assessment of the presence of and need for an indwelling urinary catheter	Conducting daily nursing rounds to review urine-collection strategies, including indications for continued urinary-catheter use
Avoiding use of an indwelling urinary catheter by considering alternative urine-collection methods	Promoting the use of condom catheters, bladder scanners, intermittent straight catheterization, and accurate measurement of daily weight (all in lieu of indwelling urinary catheters)
Emphasizing the importance of aseptic technique during catheter insertion and proper maintenance after insertion	Developing or updating the catheter-insertion policy to include all the proper steps, developing competencies for health care workers who insert catheters, and considering periodic audits of catheter placement
Additional	
Providing feedback to the units regarding urinary-catheter use and catheter-associated UTI rates	Providing nurses and physicians with data on urinary-catheter use, with monthly feedback on use and catheter-associated UTIs
Addressing any identified gaps in knowledge of urinary management processes†	Conducting an evaluation for gaps in knowledge of infectious and noninfectious consequences of urinary-catheter use; developing tailored educational materials to fill identified gaps; using multiple venues for education, including bedside and electronic; incorporating education into annual competency testing for nurses; and using multiple venues for physicians (formal presentations and meetings, with one-to-one discussions for physicians with high use)

* UTI denotes urinary tract infection.
† Urinary management processes include proper insertion and maintenance of indwelling urinary catheters, use of alternative urine-collection methods, and prevention of infectious and noninfectious consequences of urinary-catheter use.

🐱 推奨（Recommendation）される対策が書かれています。そのなかに2つ区分があって、Primaryは「一番大事な」、ってこと。Additionalは「追加」。ここでは面倒くさいので（?）、Primaryの対策だけ読みましょう。

1つ目は…

Conducting daily assessment
日々のアセスメントの実施

> of the presence of and need for /
> 【何の？→】〜の存在（=〜があるかどうか）、また〜の必要性についての
>
> an indwelling urinary catheter
> 【何の？（何の存在か？ 何が必要か？）→】尿道留置カテーテル（の）

🐱「毎日チェックをして、カテがあるかどうかと、本当にカテが必要かを確認」ってことですね。

🐱 そうです。で、2つ目。

> Avoiding / use of an indwelling urinary catheter /
> 避ける【何を？→】 尿カテの使用を
>
> by considering / alternative urine-collection methods
> 考えることで 【何を？→】代わりとなる採尿方法を

🐱「ほかに方法があれば尿カテを使わない」ということ。次が最後です。

> Emphasizing / the importance of aseptic technique /
> 強調する 【何を？→】 無菌操作の重要性を
>
> **during** catheter insertion / and proper maintenance after insertion
> 【いつの？①→】カテ挿入（中） と 【いつの？②→】挿入後の適切なメンテナンス中の

🐱 どうです？ 箇条書きなのでシンプル。単語もこれまで出てきたものがほとんど。簡単でしょ。

　そして、内容を見てください。これならどこの病院でも、お金を大してかけなくたってできそうじゃないですか。3つしかないというシンプルさもよいですね。

🐱 うーん、Table 1読んだだけでも、こういう内容がどんどん入ってくるなら、英語論文読めるようになりたいなあ！

🐱 ね。説得力あるでしょ。施設でCAUTIを減らすために、周りの人にも伝えてみたら？

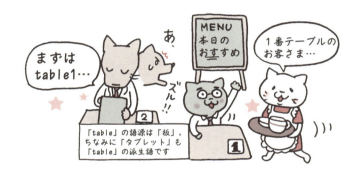

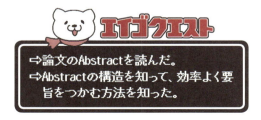

⇒論文のAbstractを読んだ。
⇒Abstractの構造を知って、効率よく要旨をつかむ方法を知った。

論文のアブストラクト（概要）を読んでみよう 🐾🐾🐾 **71**

> Dr.イワケンの
> 英語サプリ

語学は総合的なもの!
～聞く・書く・読む・話す…いろんなツールを連動させて学習しよう～

　さ、先ほどまでCAUTIの論文を読んできましたが、なんとこれ、アニメ化されているんです。
　NEJMは最近、論文のサマリーをアニメで紹介するという粋な計らいを見せています。これは、NEJMが一般の方にも医学知識を普及しようとしているからだと思います。ま、正直それほどアトラクティブなアニメとはいえないのですが。でも、論文のサマリーを数分で理解するにはとても便利です。
　論文を読んだ後に、アニメを見てみてください。これまでやった単語がポロポロ聞こえてきたんじゃないでしょうか。同じ単語、繰り返し読みましたからね。2分しかないので、3回くらい繰り返せば、かなり聞こえるようになりますよ。

←コレね。
NEJMのアニメ（Quick Takes）は、ほかにもたくさんあるので、見てみてください。

　ん?　リスニング能力は私たちには必要ないんじゃないかって?　たしかに英語のアニメは聞き取りが大変なんですが、それは違う、というのが僕の意見です。
　語学力は総合的なもので、聞く、書く、話す、読むは全て連動してるんです。だから、「ぼくはリスニングは得意なんだけど、スピーキングがね」なんて言う人はほとんどリスニング能力も高くありません。全部高めることで、初めて個々の能力も「本当の意味で」伸びるんです。能力の高さは自分の満足度を満たしてるかどうかで判定しますが、合格ラインを下げてしまえば「この辺でおれはできてる」と勘違いしています。自己評価は厳しくなくっちゃね。
　とはいえ、読む、聞く、話す、書くを全部まとめて勉強する方法ってなかなかないのが現状です。前におすすめしたロゼッタ・ストーン®のよいところは、日本人が特に勉強する機会を持てない（語学学校に行かない限り）「話す」の練習を何度もできることです。読む、聞く、もできます。なので、ロゼッタ・ストーン®で読む、聞く、話す、までは練習できます。ぼくが一緒に働いているICN（CNIC）もこの言葉にだまされて（?）ロゼッタ・ストーン®買いました。
　あと「書く」は仕事でやるのが一番でしょう。国際学会でアブストラクトを出す、レターを出す、論文を書く……王道ですね!

4章 アブストラクトを見ながら、論文本文を読んでみよう

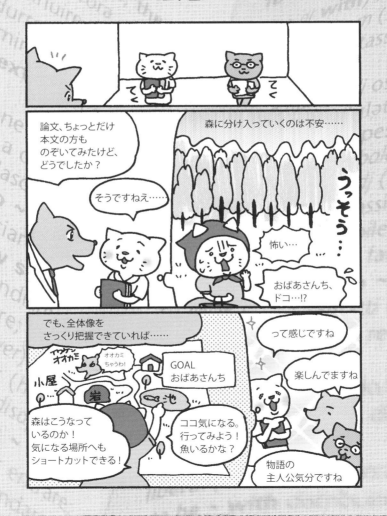

実践！ アクティブリーディング

🐱じゃ、もう一つ読んでいきましょう。ネタは、猫山さんが早くもなじんできた（？）NEJMからです。論文はこれ！

Ragusa, A. et al. **Adjunctive Azithromycin Prophylaxis for Cesarean Delivery**. N Engl J Med. 376(2), 2017, 181-2.
（http://www.nejm.org/doi/full/10.1056/NEJMoa1602044#t=abstract）

"Copyright © 2016. Massachusetts Medical Society. All rights reserved."

🐱タイトルからして難しいです〜。

🐱azithromycinはアジスロマイシン、prophylaxisは予防的投与、cesarean deliveryは？

🐱それがわかんない。デリバリーってピザですか？

🐱そっちじゃなくて、ここでは「分娩」のことです。cesareanはドイツ語的にはカイザー、帝王切開(しーぜりあん)のことです。イギリス英語ならcaesareanで、ジュリアス・シーザー（Julius Caesar）から来てるから、こっちのスペルの方がわかりやすいかな。「カエサルの物はカエサルに」ですもんね。

🐱そういえば、こないだ立替えた昼食代、返してください。

🐱（うっ……とりあえず流そうか）adjunctive(あじゃんくてぃぶ)は「補助的な」。dは読みません。

🐱返してくださいよ〜。

🐱では、アブストラクトを読んでいきましょう！　今回は、Backgroundから順に読んでいきますよ〜。

①Background

The addition of azithromycin to standard regimens for antibiotic prophylaxis before cesarean delivery may further reduce the rate of postoperative infection. We evaluated the benefits and safety of azithromycin-based extended-spectrum prophylaxis in women undergoing nonelective cesarean section.

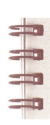ここでは、アジスロマイシンを予防用に使う、というアイデアがどこからきたのかがわかります。では、一つずつやっていきましょう。

the addition of azithromycin / to standard regimens /
アジスロマイシンの追加　　　　【何に追加？→】標準レジメンに
for antibiotic prophylaxis / before cesarean delivery / ……
抗菌薬予防的投与のための　　　帝王切開前の

…ここまでが主語。「それがどうしたか」というと…（以下、動詞）

…… / may further reduce / the rate of postoperative infection.
　　　　さらに減らすかもしれない　【何を？→】術後感染発生率を。
We evaluated / the benefits and safety /
我々は吟味した　　【何を？→】利益と安全性を
of azithromycin-based extended-spectrum prophylaxis /
【何の？→】アジスロマイシンベースのスペクトラムを広げた予防の（利益と安全性）

> in women undergoing nonelective cesarean section.
> 【誰に？→】予定手術ではない帝王切開を受ける女性に。

🐱 でも、なんでアジスロマイシンなんでしょうね。

😺 そうですね。アブストラクトではその辺はわからないので、本文を読む必要があります。

すると、本文の冒頭部分、Methodsの前のところに、次のような一文をみつけました。

（本文より）
It has been thought that the efficacy of such prophylaxis was due to coverage for ureaplasma species, which are commonly associated with infections after cesarean section.

😺 ……とあり、βラクタムでカバーしないureaplasmaの関与が考えられるためのようですね。

🐱 なるほど〜、やっぱりアブスト読むだけじゃだめなんですね。

😺 いや、「**アブスト読んで、わからなければさらに本文を読む。疑問を持ちながらアクティブに読み込む**」という姿勢は王道だと思います。「読む➡疑問➡疑問に答える部分をさらに読む」という猫山さんの読み方、すごくいいですよ。

🐱 たまに褒めてくれるんですね。

😺 というわけで、先日のランチ代は猫山さんのおごりということで……。

🐱 だめです。返してください。

😺 だめかぁ〜。じゃ、これを全部読み終えたら、お返しにおごりますね。

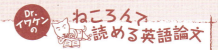

気を取り直して、次！　Methodsです。

②Methods

 In this trial conducted at 14 centers in the United States, we studied 2013 women who had a singleton pregnancy with a gestation of 24 weeks or more and who were undergoing cesarean delivery during labor or after membrane rupture. We randomly assigned 1019 to receive 500 mg of intravenous azithromycin and 994 to receive placebo. All the women were also scheduled to receive standard antibiotic prophylaxis. The primary outcome was a composite of endometritis, wound infection, or other infection occurring within 6 weeks.

In this trial / conducted at 14 centers in the United States, / ……
この臨床試験では【どんな臨床試験？→】米国の14のセンターで行われた（臨床試験）

これは前置きで、次に主語がきます。ここではweが主語です。

… / we studied 2013 women / who had a singleton pregnancy / …
われわれは2013人の女性を対象とした　【どんな女性？→】単胎妊娠の（女性）

アブストラクトを見ながら、論文本文を読んでみよう

🐱 singletonとは聞き慣れない単語ですが、singleから来ていると類推できますね。双子ちゃん、三つ子ちゃんとかじゃないってことですね。

🐶 おそ松さんはどうでしょ。

🐱 六つ子は……って、ちょっと黙っててください。とにかく、知らない単語が出てきたときも、その一部でも意味を知っていれば全体の意味を推し量ることができます。そういうふうに読んで、語彙を増やしていってくださいね TIP❶ 。

で、説明が続きます。with以下は説明。

> …… / with a gestation of 24 weeks or more /
> 【妊婦についてほかの情報→】妊娠24週以上の（女性）
>
> and who were undergoing cesarean delivery /
> 【女性についてまた情報きた！→】そして、帝王切開を受ける（女性）
>
> during labor or after membrane rupture.
> 【帝王切開について補足情報→】分娩中または破水してから。

🐱 さらに説明が続きます。

> We randomly assigned /
> 我々はランダム化して振り分けた
>
> 1019 to receive 500mg of intravenous azithromycin and 994 to receive placebo.
> 【何をどういうふうに振り分けた？→】1,019人を500mgの点滴アジスロマイシン群、994人をプラセボ群に。

🐱 この文型は頻出なので、必死で覚えましょう。

> All the women were also scheduled（to～）/
> 全女性は（～する）予定にもなっていた
> to receive standard antibiotic prophylaxis.
> 【何の予定？→】標準的な抗菌薬予防的投与を受ける（予定）。

🐱 標準的な予防投与って何でしょうね。
🐱 いいとこつきますね。Methodsの本文を読んでみましょう。

（本文 methods より）
All the women were to receive standard prophylaxis (cefazolin) according to the protocol at each trial center. Patients who were allergic to cephalosporin or penicillin received the local alternative medication (clindamycin alone or clindamycin plus gentamicin). Antibiotic prophylaxis was administered before surgical incision or as soon as possible thereafter.

🐱 セファゾリンが基本で（standard prophylaxis）、アレルギーがあれば（were allergic to～）、クリンダマイシンか、クリンダマイシン・ゲンタマイシンが代替薬（alternative medication）ですね。

　さ、outcome（アウトカム）です。アウトカムとは「介入の結果得られるもの」「成果」のことです。アウトカムには、強いアウトカムと弱いアウ

トカムがあります。「臨床的に意味のあるアウトカム」が強いアウトカム、そうでもないのが、弱いアウトカム。

どういうことかというと、「手指消毒剤の消費が増えた」は弱いアウトカムです。手指消毒やってアルコール製剤減るのはよいことですが、それ「そのもの」が医療、感染管理の目標じゃないからです。「院内感染が減った」とか「耐性菌検出率が減った」とかがより「強い」アウトカムです。こっちの方が目指す目標だからですね。

というわけで、**世の中は結果が全て、アウトカムが全てです。研究論文を読むときは「アウトカムが何か」を必ずチェックしましょう**。それは論文の質をチェックする一番大切な部分でもあるのです。

このMethods本文でもここが一番大事です。"TRIAL OUTCOMES"のところの、最初の一文を見ましょう。

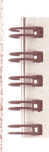

> The primary outcome was a composite of endometritis, wound infection, or other infections (abdominopelvic abscess, maternal sepsis, pelvic septic thrombophlebitis, pyelonephritis, pneumonia, or meningitis) occurring up to 6 weeks after surgery.

 カッコの中は飛ばして見ていきます。

The primary outcome was a composite /
一次アウトカム（一番見たいアウトカム）はコンポジットだった
of endometritis, wound infection, or other infection /
【何の？→】子宮内膜炎、創部感染、あるいはその他の感染の（コンポジット）

> occurring within 6 weeks after surgery.
> 【補足→】術後6週以内に起こった

🐱「コンポジット」って何ですか？

🐱 composite とは「合成物」の意味で、この場合はいくつかのアウトカムを合わせたものです。そうするとアウトカムが起きやすくなるので、ぶっちゃけ「エビデンス」を作りやすい。

🐱 なんかずるくない？

🐱 そういう意見はよく出ます。まあ、トライアルを始める前にあらかじめ設定しておき、重要なアウトカムを全部入れておけばだいたい大丈夫です。ただ、どっちかの群が有利になるように操作してしまうこともあるので、そこは要注意。

🐱 う〜ん、産婦人科系の専門用語が多いですね。

🐱 でも、どれも極めて基本的で、他科の人も当然知っておくべき単語ばかりです。覚えましょう。単語力は大事です。

ResultsとConclusionsに行きましょう。

③ Results

> The primary outcome occurred in 62 women (6.1%) who received azithromycin and in 119 (12.0%) who received placebo (relative risk, 0.51; 95% confidence interval [CI], 0.38 to 0.68; P<0.001). There were significant differences between the azithromycin group and the placebo group in rates of endometritis (3.8% vs. 6.1%, P=0.02), wound infection (2.4% vs. 6.6%, P<0.001), and serious

maternal adverse events (1.5% vs. 2.9%, P=0.03). There was no significant between-group difference in a secondary neonatal composite outcome that included neonatal death and serious neonatal complications (14.3% vs. 13.6%, P=0.63).

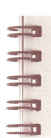

- 長っ。でも、めげないっ。
- お、長文にもひるまなくなりましたね。

The primary outcome occurred in 62 women (6.1%) who received azithromycin and in 119 (12.0%) who received placebo (relative risk, 0.51; 95% confidence interval [CI], 0.38 to 0.68; P<0.001).

一次アウトカムは6.1% vs 12.0%。この辺は決まりきったパターンなので、すぐ読めますね。

There were significant differences between the azithromycin group and the placebo group in rates of endometritis (3.8% vs. 6.1%, P=0.02), wound infection (2.4% vs. 6.6%, P<0.001), and serious maternal adverse events (1.5% vs. 2.9%, P=0.03).

🐱 これはcomposite outcomeを使わなくても、それぞれの個別アウトカムでも有意に差が出ましたよってことですね。この英語も簡単です。

> **There was no significant between-group difference** in a secondary neonatal composite outcome that included neonatal death and serious neonatal complications (14.3% vs. 13.6%, P=0.63).

🐱 「新生児死亡（neonatal death）や新生児への重篤な合併症（serious neonatal complications）といった新生児側のcomposite outcomeには有意差はありませんでした」。neonatalは「新生児の」、neonateが「新生児」。

④ Conclusions

Among women undergoing nonelective cesarean delivery who were all receiving standard antibiotic prophylaxis, extended-spectrum prophylaxis with adjunctive azithromycin was more effective than placebo in reducing the risk of postoperative infection. (Funded by the Eunice Kennedy Shriver National Institute of Child Health and Human Development; C/SOAP ClinicalTrials.gov number, NCT01235546.)

> Among women undergoing nonelective cesarean delivery /
> 予定外の帝王切開を受ける女性の中では
> who were all receiving standard antibiotic prophylaxis, /
> 【どんな女性？→】みんな標準的抗菌薬予防的投与を受けている（女性）
> extended-spectrum prophylaxis with adjunctive azithromycin was more effective than placebo in reducing the risk of postoperative infection.
> 広域（抗菌薬）予防的投与の追加アジスロマイシンでプラセボより感染を減らすのにより効果的だった。

……以上です。最後のカッコ内はスポンサーの情報なので省略。

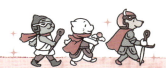

Limitationsものぞいてみよう

🐱 なんか、今回の論文を読むと、帝王切開のときはアジスロマイシンかませとかなきゃ、って思いました。

😺 うーん。原著論文を読んで現場のプラクティスを変えるときは、けっこう注意が必要です。例えば、この研究は予定手術は除外してるんですね。Discussionのところを読むと、著者もそのことをLimitationsにあげています。

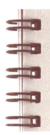

> A limitation of our study is the exclusion of women undergoing a scheduled cesarean section and those with intrapartum chorioamnionitis. These exclusions limit the generalizability of our findings in these two groups.

😺 ということで、「generalizability（一般化可能性）に問題あり」って著者自身が述べています。日本の患者さんにどのくらいureaplasma（保有率）があるのか、みたいな問題もあるので、日本で使える知見となるかはもう少し検討が必要ですねぇ。

🐱 なるほど〜。

😺 ところで、**優れた論文は必ず優れたLimitationsを挙げています**。論文の問題点をきちんとLimitationsに挙げておけば、letter（p.132参照）で批判されずに済みますしね（「それはもう言ってますよ？」と返せますから）。

いろんな投稿論文を査読していて思いますが、一般に日本の研究者はLimitationsを書くのが苦手ですね。嫌いと言ってもよい。なかにはLimitations全くなしで投稿してくる人もいてびっくりします。どんだけ"無敵感"強いんや、って感じです。

あと、日本の学術誌にはそもそもletterが投稿されませんよね。大阪大学の仲野徹先生がおっしゃっているように、「日本人は、ほんとの意味でのディスカッションが苦手」なんです（「科学者の考え方—生命科学からの私見」〈内田樹編『転換期を生きるきみたちへ』晶文社〉より）。

議論ってのは相手を論破して打ち負かすのではなく、対話を繰り返してより質の高いものを目指すことなんです。学会のシンポジウムとか、先生たち、自説を演説してるだけで、人の話聞いたり、途中で意見変えたり、全然しないでしょ。

🐱「朝生」がそうですねえ。あんだけ長時間議論しといて、意見が変わる人を一人も見たことありません。意味ないじゃん。

🐺猫山さんも、こうして英文を読んできて、だいぶ論理的な展開とか議論の文化になじんできたんじゃないですか。

🐱先生は、あんま変わってませんね。

🐺年をとると頑迷になるんです。反省。

🐱さて、全部読んだので、約束通り、ランチおごってください♪　あ、全部っていうか、Limitationsまで読んだんですからデザートも……

🐺ダメ！　ちゃんとLimitationsまで読んで、「全部」です。

🐱エ〜!?

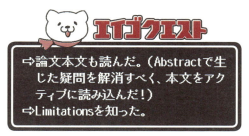

⇨論文本文も読んだ。（Abstractで生じた疑問を解消すべく、本文をアクティブに読み込んだ！）
⇨Limitationsを知った。

> Dr.イワケンの
> ねころんで読める英語論文
>
> Dr.イワケンの
> 英語サプリ

論理的な思考って？

　語学の習得は、あくまでも「手段」です。目的は語学習得そのものではなく、語学を使って仕事や人生に生かすのが目的です。

　ただ、ペラペラ外国語しゃべるだけで中身がなければ意味がありません。yeah! hey! cool! together!……って、これじゃルー大柴ですが、とにかく無意味な英単語を口に出すだけの「アホ」になってはいけません（ただし、ルー大柴はアホっぽいノリが目立ちますが実はとても頭のよい人だとぼくは思います）。

　英語をしゃべれるようになれば、論理的に考えられるわけではありません。論理的に考えることができる人だけが、英語を論理的にしゃべることができるようになるのです。そういえば、昔、日本語は非論理的な言語だ、という主張を聞いたことがありますが、それも間違いです。それは非論理的に日本語を使っているだけなんです。

　では、論理的であるとはどういうことか？　論理的な思考（logical thinking）とは何か？

　その答えを一言で申し上げるのは容易ではありません。しかし、以下の条件を満たしているとき、人は論理的になる可能性が高いです。

1. 考えるのを途中でやめない
2. 逆の展開を考える
3. なぜ（why）と聞く

この３つです。これだけを徹底的にやれば、人間はあまり非論理的にはなりません。

　例えば、非論理的な人たちで多いのが、反ワクチン派の人たちです。この人達はとにかくワクチンが大嫌い。ワクチンに関して徹底的に悪く考え、その長所を全否定します。

「え？　でもワクチンには本当に長所はないんだろうか」

「では、なぜ世界中でワクチンが普及しているんだろうか」

と考えるのを「途中でやめない」ことが大事です。途中で考えるのをやめること。これが思考停止です。結論ありきで、「ワクチンはダメ」という結論から一歩も動けないこと。これも思考停止です。

　逆に、ワクチンの長所ばかり喧伝してもだめで、これは反ワクチン信者と発想の方法は全く同じです。結論ありき。全否定か、全肯定かの違いです。

アブストラクトを見ながら、論文本文を読んでみよう

医者とか官僚とかは頭がよいと考えられがちですが、多くの医者や官僚は非論理的です。物量的な知識を溜め込むのは上手でも、思考を深め続けたり、「逆の可能性」を考えたり、whyの謎に迫る考え方が案外苦手だからです。医学生って、最初から存在する正解にたどり着くスピードと正確性が優れていれば、なれる存在ですから。

　「何言ってんだ。医学生は頭いいに決まってんだろ。論理的に考えてるに決まってるじゃん」。そう反論するあなた。もう一度、この文章を読み直してみてください。語るに落ちましたね。

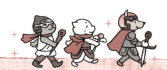

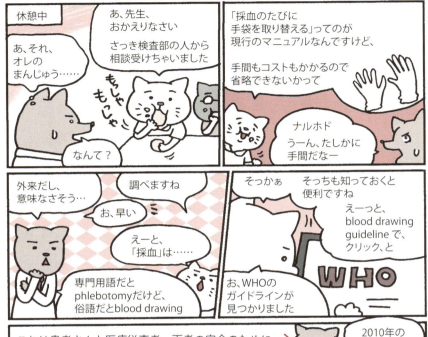

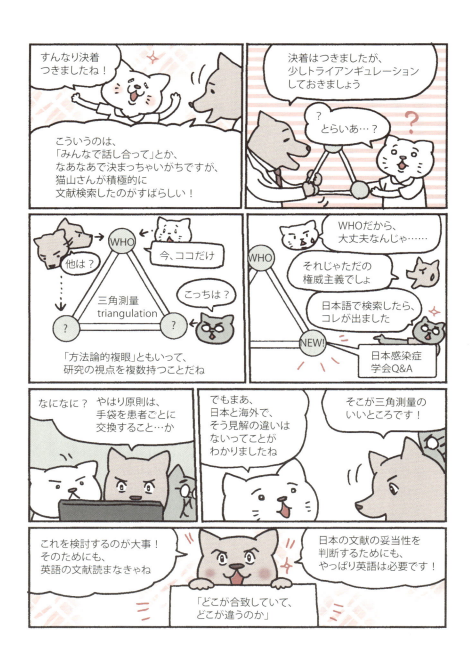

5章 図や表を中心に、論文を読んでみよう

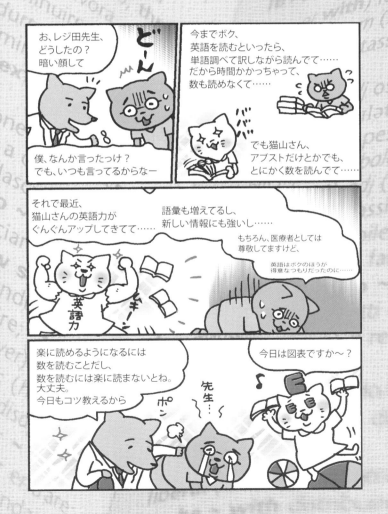

🐱 さて、TIP⓫でも見ましたが、本文を読むときの大きな手がかりに、図表があります。ぼくらには時間がないので、精読できないこともある。ここで、メタ分析の論文を図表中心に見てみましょう。どんどん飛ばし読みしていきますよ〜。

底本はこちら！
Schuts, E.C. et al. **Current evidence on hospital antimicrobial stewardship objectives: a systematic review and meta-analysis.** Lancet Infect Dis. 16(7), 2016, 847-56.
(https://www.thelancet.com/action/showFullTableImage?tableId=tbl1&pii=S1473309916000657)。

The Lancet Infectious Diseaseは優れたメタ分析をよく出しています。今回はASP（antimicrobial stewardship program）、抗菌薬適正使用プログラムの評価です。

🐱 はーい。

🐱 まずASPについては、ぼくらはもうわかってるので（感染のプロだから）、イントロ（Introduction）は割愛。方法（Methods）は、きっちり読んで重箱の隅をつつくのもよいですが、まあLancetで査読されてるメタ分析なら、そうそう乱暴なことはないだろう、と、とりあえず割愛！

🐱 割愛、大好き！

🐱 ま、いつもこんなことばかりやってたら危ういですから、時と場合を考えましょう。

ポイントをおさえて、図表中心に読み解いていこう

OutcomeとTable 1 は必ずチェック

🐱 ええと、IntroductionとMethodsを飛ばしていいってことは……、Resultsからですね！

🐱 ただし、Methodsの部分で確認すべきことが一点だけあります。それはoutcomes（p.79参照）。Search strategyにこう書いてあります。

Methods
Review topics
International experts had previously used a RAND-modified Delphi procedure to create a set of 11 quality indicators for appropriateness of antibiotic use in the treatment of all bacterial infections in adults while in hospital.[10] Because these quality indicators were designed to be used in antimicrobial stewardship programmes to

Search strategy
Together with a clinical librarian, we searched Embase, Ovid MEDLINE, and PubMed for all relevant studies published up to April 11, 2014, on the antimicrobial stewardship objectives and four predefined outcomes (clinical outcomes, adverse events, cost, and resistance rates; appendix). Each objective was reviewed separately. The same broad search strategy was used as the basis for all 14 searches, and individual search strings were added according to the specific antimicrobial stewardship objective that was being reviewed (appendix). The

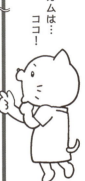

アウトカムは…ココ！

---

four predefined outcomes (clinical outcomes, adverse events, cost, and resistance rates;
4つの事前に決定されたアウトカム（臨床アウトカム、副作用、コスト、耐性率）

　で、まず Table 1 を見ます。一般的に論文ではどういうものを対象としているか、Table 1 でまとめてます **TIP⓫**。だからここをざっと読みます。これ大事。

	Definitions
Empirical therapy according to the guidelines	Empirical systemic antibiotic therapy prescribed according to local guide or national guidelines*
Blood cultures	Take at least two sets of blood cultures before starting systemic antibiotic therapy
Cultures from the site of infection	Take cultures from suspected sites of infection, preferably before starting systemic antibiotic therapy
De-escalation of therapy	Change to narrow-spectrum antibiotic or stop antibiotics as soon as culture results are available[10-13]
Adjustment of therapy to renal function	Adjustment of dose and dosing interval of systemic antibiotics
Switch from intravenous to oral therapy	Switch after 48–72 h, when the clinical condition of the patient is stable, oral intake and gastrointestinal absorption are adequate, and when sufficiently high concentrations in blood with a suitable oral antibiotic can be achieved[10,14,15]
Documented antibiotic plan	Documented antibiotic plan should include indication, drug name and dose, and administration route and interval, and should be included in the case notes at the start of systemic antibiotic treatment
Therapeutic drug monitoring	NA
Discontinuation of antibiotic therapy if infection is not confirmed	Discontinuation of empirical treatment based on lack of clinical or microbiological evidence of infection†
Presence of a local antibiotic guide	Local antibiotic guide present in the hospital and assessed for update every 3 years
Local antibiotic guide in agreement with national antibiotic guidelines	Corresponds for all features but can deviate on the basis of local resistance patterns
List of restricted antibiotics	Removal of specific antibiotics from the formulary or restriction of use by requiring preauthorisation by a specialist (infectious diseases or medical microbiology) or allowing use for only 72 h with mandatory approval for further use; studies in outbreak settings excluded
Bedside consultation	Formal consultation by an infectious disease specialist leading to written comments and advice on treatment based on physical examination and review of medical records (informal consultation, for example by telephone, does not count as bedside consultation)
Assessment of patients' adherence	NA

NA=not applicable. *All results extracted if both reported. †Studies only reporting on differences between discontinuing and continuing treatment were included, whereas those including more general reports on de-escalation of therapy (broad to narrower spectrum or stopping treatment based on culture results) were included in the review of de-escalation of therapy.

Table 1: Antimicrobial stewardship objectives included in systematic review

🐱 ええと、empirical therapy according to guidelinesはガイドラインに則ったエンピリック治療、blood cultureは血液培養、cultures from the site of infectionは感染部位の培養ですね……。

🐱 はい、あとはde-escalation of therapy（治療の段階的縮小）、adjustment of therapy to renal function（腎機能に応じた治療の調整）、switch from intravenous to oral therapy（点滴から経口へのスイッチ）、documented antibiotic plan（抗菌薬使用目的の明記）、therapeutic drug monitoring（これはTDMのことですね）。

🐱 で、discontinuation of antibiotic therapy if infection is not confirmedは、感染が確認されなかったら抗菌薬中止。

🐱 presence of a local antibiotic guideは現場のローカルな（local）抗菌薬使用ガイドがあることですね。で、それがin agreement with national antibiotic guidelines、国のガイドラインに合致しているか、ということ。まあ、日本の場合、国のガイドラインがイケてな「ピー」。

🐱 ほら、また自主規制入りましたよ。

🐱 あとは、List of restricted antibiotics（制限している抗菌薬リスト）、bedside consultation（ベッドサイドでのコンサルテーションの存在）、これは単にカルテ開くだけでなく、ちゃんと患者のところに行って診察する、ほんまもんのコンサルテーションですね。で、assessment of patients' adherence（患者の遵守のアセスメント）。

🐱 なるほどぉ。

Resultsは、図表を読めばざっくりわかる！

Results

Search results

In 14 searches we found 22 017 citations: 8330 in MEDLINE, 13 129 in Embase, and 558 in PubMed only. In according to renal function, criteria for discontinuing treatment, or the presence of a local antibiotic guide. No papers provided data on the five remaining objectives (table 2, appendix). We therefore present results for the nine objectives with data. Data, including those from sensitivity analyses, were pooled only for mortality and adverse events because SDs were seldom reported for LOS and costs (appendix).

Empirical therapy according to the guidelines

40 studies reporting data on empirical treatment according to guidelines were identified (appendix), all of which were observational and had a high risk of bias. Therefore, the quality of research on this objective was judged to be poor.

Of 37 studies reporting effects on mortality, 31 showed that prescribing according to guidelines was associated with reduced mortality, with 14 studies showing significant associations. One study reported no effect on mortality and five reported increased mortality (one significantly so). The RRR for mortality across all studies was 35% (RR 0·65, 95% CI 0·54–0·80, p<0·0001), with moderate heterogeneity (I^2 65%, figure 2). Most studies involved patients with pulmonary infections, mainly community-acquired pneumonia, and, therefore, we did a sensitivity analysis based on this disorder. The effect on mortality did not change (appendix). Four studies provided data on treatment failure and showed a significant benefit with adherence to guidelines.

Of 24 studies assessing the effects on hospital LOS, 17 showed decreased durations with adherence to guidelines, with significant effects in eight; whether there was a similar effect for intensive-care unit (ICU) LOS was less clear. Among the remaining seven studies, four showed non-significantly increased LOS with adherence to guidelines and three showed no effect.

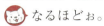
Figure 1: Trial profile

🐱 さ、次にResultsに入ってFigure 1を見ます。文献検索のアルゴリズムが載っていますが、細かいことはほっといて、要は2万以上の論文を探して（identified）、採用した（met inclusion criteria）のは250でしたよってことですね。

🐱 うーん、ざっくり。

🐱 では、一つ一つ見ていきます。まずはガイドラインに基づくエンピリックな治療。mortality（死亡率）を見ています。

> The RRR for mortality across all studies was 35% (RR 0.65, 95% CI 0.54–0.80, p<0.0001), with moderate heterogeneity (I^2 65%, figure 2).

🐱 RRRはrelative risk reduction、相対リスク減です。全部のスタディーを集めると、死亡率のRRRは35%でしたよ、と。95％信頼区間は0.54から0.80で、1より少ないので、統計的に有意に下がってます。

ちなみに、フォレストプロットはメタ分析によく登場する図で、要は分析するデータを視覚的に表してるわけですね。

🐱 ああ、たしかに森っぽい……どっちかっていうと、木っぽいですけど。

🐱 そうね。まぁ、縦線に対して、横棒が林立してるって考えてください。横棒が95％信頼区間で、その上の四角は症例数を表します。ひし形は、その信頼区間を統合したものね。1をまたいでいなければ、有意差アリってこと。

🐱 ああ、このパタリロの口みたいなやつ……。

🐱 ひし形って言って、ひし形って。

🐱 あ、たしかにここでも、1をまたいでいませんね。

🐱 ただ、moderate heterogeneityなので、各論文の異質性はまあまああ

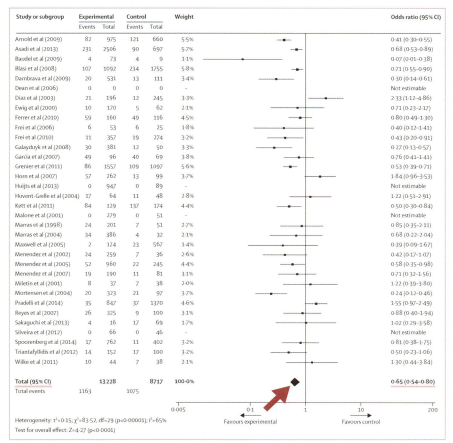

Figure 2: Effect on mortality of prescribing empirical antimicrobial therapy according to guidelines

りますよってこと。

　まあ、今は結論だけ拾っていくということで、次もひし形が縦棒より左側、つまり1より小さいかどうかに着目してみていきましょう。

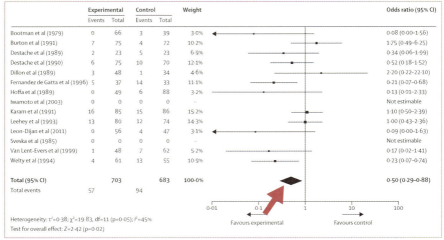

Figure 3: Effect of therapeutic drug monitoring on the rate of nephrotoxicity

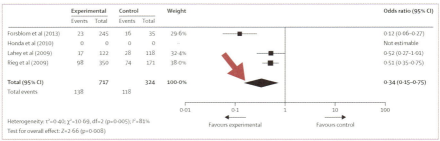

Figure 4: Effect of bedside consultation for *Staphylococcus aureus* bacteraemia on mortality

　で、Figure 3ではTDM（therapeutic drug monitoring）の腎毒性に対する効果で、これもフォレストプロットでTDMやった方がよいよ、になっています。

　ふむふむ。玉ねぎ口ですね。

　パタリロから離れんかい！　あと、Figure 4では黄色ブドウ球菌菌血症（*Staphylococcus aureus* bacteremia）でベッドサイドコンサルテーションがあると、死亡率が下がると示されてます。

　うわあ、こんなざっくりで、Results読んじゃいましたね。

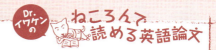

🐱 ま、普段の知識がある領域なら、こういう読み方もありです…時には。

Discussionの第1パラグラフでResultsのまとめをチェック

🐱 さて、Resultsを読んだら、次にDiscussionです。**Discussionの最初のパラグラフはたいていResultsのパラフレーズ**。つまり、言い換えですね。ここでまとめてくれますから、読んどきましょう。

Discussion

Our systematic review revealed that use of empirical therapy according to guidelines, de-escalation of therapy, switch from intravenous to oral therapy, therapeutic drug monitoring, use of a list of restricted antibiotics, and bedside consultation (especially for *S. aureus* bacteraemia) can lead to significant benefits for clinical outcomes, adverse events, and costs, although the quality of evidence is generally low. Treatment according to guidelines and de-escalation of therapy had significant effects on mortality, although heterogeneity between studies was substantial. Most studies that assessed prescribing empirical therapy according to guidelines involved patients with community-acquired pneumonia, which makes it difficult to extrapolate the results to other infectious diseases. We assume, however, that effects would be similar where validated guidelines are available. Reduced mortality was also associated with switching from intravenous to oral therapy, therapeutic drug monitoring, use of a list of restricted antibiotics, and bedside consultation, but these effects were not significant. When patients with *S. aureus* bacteraemia received bedside consultations, mortality was lower and diagnosis of complicated disease were better than those in patients who did not. A study on the effects of infectious disease consultations, published after our literature search was completed, confirms these results.

［概訳］
ガイドラインに則るエンピリック治療、de-escalation、IVから経口へのスイッチ、TDM、抗菌薬制限リスト、ベッドサイドのコンサルテーション（とくに*S. aureus*菌血症）が臨床アウトカムにとくに役立つ。が、エビデンスの質は全体的に低かった。例えば、ガイドライン治療やde-escalationは死亡率を減らしたけど論文の異質性が大きかった。エンピリック治療の評価はだいたい市中肺炎（community acquired pneumonia）に関してで、他の感染症に適用できるかわからない。けど、まあ効果は似たようなものだろう。他にも死亡率を減らす介入はいくつかあった。

……ってなことが書いてあります。
なるほど。

最後にLimitationsをチェック

あとは、Limitationsをさらさら読んでおきましょう。

The study also has limitations. We noted substantial heterogeneity between studies in relation to settings, methods, and reported outcomes, and the quality of evidence was generally low. These features make synthesis and interpretation of results difficult. Nevertheless, sensitivity analyses of the pooled mortality rates did not alter the findings. We did not do a grey literature search and we restricted our searches to Embase, Ovid MEDLINE, and PubMed, which introduces an inherent degree of publication bias. Also, as in any review, we might have missed some relevant studies. We chose to report only aggregated data when available. We did so to keep some overview of the results without being overwhelmed by data. We only report data on adults and inpatients because many objectives, such as de-escalation or switching from intravenous to oral therapy, are not applicable in the outpatient setting. We found only three studies that reported effects on rates of infection with Clostridium difficile, one each in three different searches. The final limitation is that we report data on studies published between 1979 and 2014. Treatment (eg, antibiotics used) and the environment (eg resistance rates) have changed substantially over this period and, therefore, not all the results of the included studies will be applicable to the current situation.

🐱 まず「heterogeneityが問題。エビデンスの質がいまひとつ」と。そして「grey literature searchをしてない」って書いてありますね。grey literatureは「伝統的でないアカデミックな論文」って感じの意味だそうで

す（https://en.wikipedia.org/wiki/Grey_literature）。政府の文書とか報告書の類ですね。こういうのはWikipediaが役に立ちますね。あとは「論文見逃しのリスク」など、メタ分析での定型的なLimitaitionsなどが書いてありますね。ま、そのへんは飛ばしてもよい。

🐱結局、結論は？

🐺ASPの各介入は役に立ちそうだけど、はっきりしないね。

🐱うーん、月並み。

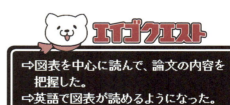

論文の構成について

　基本的に、論文の構成は、アブストラクトの構成とまったく同じです。New England Journal of Medicineなどはアブストラクトと論文本文が連動しており、アブストラクトのMethodsをクリックすると本文のMethodsに飛んでいきます。と、文章で読んでもなんのことだかさっぱり、と思いますので、まずはwww.nejm.orgに飛んで自分でやってみたらよいと思います。

　だから、アブストラクトを何度も何度も何度も読んで、その構造に慣れたら、論文の構造も大体わかります。長いだけで、基本は同じです。

　とはいえ、論文の構造はアブストラクトとは若干異なる特徴も持っています。そこは把握しておいた方がよいですね。

　Introductionは、なぜこの論文が書かれるに至ったか、その論文とその周囲の世界観が説明されています。特に、論文の内容にあまり詳しくない人は、ここを丁寧に読んだ方がよい。「なぜ私はこの論文を読みたいのか」。その理由はIntroductionに書いてあります。

　で、次が**Methods**。ここは「批判的に読む」のが重要です。サンプル数は適切か、診断基準はまっとうか、治療効果の判定は妥当か……といった論文のクリティークは、ほとんど全てMethodsのクリティークであると言っても過言ではありません。ここを丁寧に、そして上手に読めるようになったら、とてもよい論文の読み手になります。

　Results。ここはアブストラクトとそんなには変わりませんが、特に注意したいのはTable1でしたね（TIP ⓫「論文本文は、まずTable1を読もう」参照）。みんな、実験の結果に注目しがちですが、大事なのは「実験（試験）の前提」なのです。Table1、つまり最初のテーブルには、臨床医学論文の場合は「患者の特徴」がまとめられていることが多いです。ここを丁寧に読めば、どういう患者を対象にしているのかをすぐにイメージできます。

　Discussion。ここでは結果を受けての著者の主張が書かれていますが、とくに注目してほしいのが最後の方にあるLimitationsです（p.85：Limitationsものぞいてみよう）。

著者らが認識しているこの論文の問題点を、自己反省しているのです。ここをしっかり書くことがとても重要です。なぜなら、ここをいい加減に書いて、「俺達の論文、すげーだろ！　まいったか」みたいにふんぞり返ってしまうと、その後letterで他の人たちにボコボコに批判されるからです（letterについては、p.134参照）。日本では論文に対するletterを書く習慣があまりないせいか、このLimitationsをしっかり書かない論文が多いですね。それが悲しいことに、論文の質や品位を落としてしまっています。自説の欠点をちゃんと内省できない論文は品位を欠くのです。品位、大事ですぜ。

　てなわけで、アブストラクトと本文は若干の違いがあります。そういうところに注目すると、また違った論文の読み方ができるようになると思いますよ。

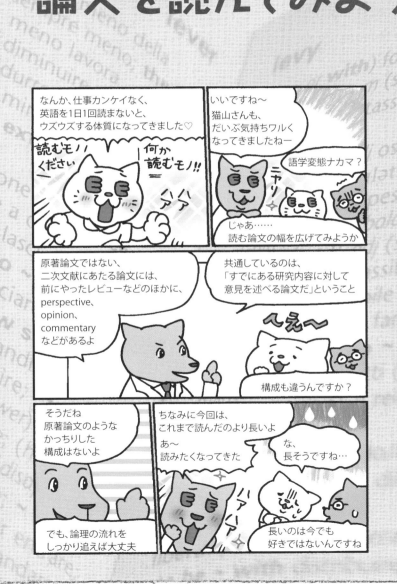

Perspective を読んでみよう 〜これまでより長い文に挑戦！〜

🐱 さ、ここからも、みんな大好き、New England Journal of Medicine から。先ほどすこしお話しした、Perspective です。

🐱 改めて、Perspective ってなんですか。

🐱 遠近法とか、奥行きという意味もあるのですが、ここでは「全体像」とか「大局観」ってとこですね。日本の医学誌ではこういうタイプの論文が掲載されることはあまりありませんね。ぼくが知る限りでは、『医学教育』がこの手の論文を掲載してますが……。

🐱 イワケン先生がよく言う、「大きな話」ですね。

🐱 そう、官僚とか大学教授がやりがちな「小さな話」ではなく、です。

🐱 で、本日のお題は？

🐱 こちらです。

Colgrove, J. **Vaccine Refusal Revisited – The Limits of Public Health Persuasion and Coercion.** N Engl J Med. 375(14), 2016, 1316-7.
(http://www.nejm.org/doi/full/10.1056/NEJMp1608967?query=featured_home)

"Copyright © 2016. Massachusetts Medical Society. All rights reserved."

🐱 なんかタイトル難しいです。

🐱 はい。vaccine refusal はワクチン拒否。revisited は再訪って意味ですが、よく英文で使われる手法です。ぼくの理解では、シェークスピア『テンペスト』で "O brave new world,（素晴らしき新世界）" というセリフがあって、オルダス・ハクスリーがこれをもじって『Brave New World Revisited』というエッセイを書いてるんです。この論文タイトルも、それが元ネタですね。英語圏ではシェークスピアとかハクスリーを引用するのは教養の証みたいなもので、みんなやるんです。

🐱 むむ……また勉強することが増えてしまった……。

🐱 で、the limits of public health persuasion and coercion は「公衆衛生の説得や強制の限界」って意味です。coercion は比較的珍しい単語ですね。

🐱 ふむふむ。
🐱 さて、本文です。一段落ずつ、読んでいきましょう。
　ずいぶん慣れてきたと思うので、ここからは自分の頭の中で区切ったりして、前から読んでいってみてくださいね。
🐱 おぉ、いきなり突き放しますね……。でも、任せてください！

> In recent years, vaccine refusal and associated declines in herd immunity have contributed to numerous outbreaks of infectious diseases, consumed public health resources, and provoked increasingly polarized debates between supporters and opponents of vaccines. Although the prominence of the Internet as a forum for information and misinformation has given these conflicts a distinctly 21st-century character, they have deep historical roots. Many of the scientific, ethical, and political challenges that physicians and public health officials face today in dealing with vaccine refusal would be recognizable to their counterparts of previous eras. The heart of their task entails balancing the use of coercive and persuasive approaches.

In recent years, vaccine refusal and associated declines in herd immunity…
近年、ワクチン拒否とそれによる"群れの免疫"（＝集団免疫）

🐱 herd immunityは必須用語ですから絶対覚えてください。で、ここまでが主語、次が動詞で…

> ...have **contributed to** numerous outbreaks of infectious diseases,...
> 感染症のたくさんのアウトブレイクの原因となってきた

🐱 contributeって「寄与する」といったポジティブな意味に使うことが多い印象ですが、こういう悪い意味にも使うんですね。で、別の動詞が並びます。

> ...consumed public health resources, and provoked increasingly polarized debates between supporters and opponents of vaccines.
> 公衆衛生のリソースを無駄遣いし、ワクチンの支持者と反対者の間でどんどん二極化していく論争を引き起こした
> Although the prominence of the Internet as a forum for information and misinformation has given these conflicts a distinctly 21st-century character,
> インターネットが突出し、それは情報とミスインフォメーション（誤情報）の一種のフォーラムとして機能していたのが、この論争にとても21世紀チックな特徴を与えてきたが、
> they have deep historical roots.
> どちらも深い歴史的根を持っている
> Many of the scientific, ethical, and political challenges...
> 科学の、倫理の、そして政治の困難の多くが

🐱 challengeは日本語では「挑戦」ですが、「乗り越えねばならない困難」という意味でよく使われます。計画書を書いたときに想定された困難はchallengesとまとめます。で、that以下でさらに説明。

> ...that physicians and public health officials face today in dealing with vaccine refusal
> 政治家や公衆衛生担当者たちが今日、ワクチン拒否と取っ組み合うときに直面する（チャレンジ）
> would be recognizable to their counterparts of previous eras.
> （そういうチャレンジは）前時代（previous eras）にも同様に認められていたのだろう。

> The heart of their task entails balancing the use of coercive and persuasive approaches.
> この仕事のキモは、強制と説得のアプローチのバランスを必要とする。

> Coercion is the older tradition in public health. During the 19th century, many states and localities passed compulsory-smallpox-vaccination laws covering both children and adults. These laws were of a piece with an expansive network of public health regulations that arose in that era concerning practices such as quarantine, sanitation, and tenement construction. Vaccination laws imposed various penalties, including exclusion from school for unvaccinated children and fines or quarantine for adults who refused vaccination. The effectiveness of the laws was soon demonstrated — jurisdictions with them consistently had fewer disease outbreaks than those without — and their constitutionality was upheld in numerous court challenges that culminated in the 1905 Supreme Court case of Jacobson v. Massachusetts.

> Coercion is the older tradition in public health.
> 強制は公衆衛生の古き伝統だ。
>
> During the 19th century, many states and localities passed compulsory-smallpox-vaccination laws...
> 19世紀には多くの州 (states) と地域 (localities) が強制天然痘ワクチン接種法を通過させた

🐱 compulsory（強制）、smallpox（天然痘）は、超基本単語です。で、さらに説明していて……

いろんな形の論文を読んでみよう　　109

> ...covering both children and adults.
> 子供も成人も対象とした（接種法を）。
>
> These laws were of a piece...
> 法律は部分（a piece）だった

🐱 ……という謎の文章で始まります。で、説明が入ります。
🐱 結論＞説明、という英語のリズムですね！ 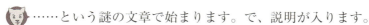 。

> ...**with** an expansive network of public health regulations
> 【部分についての説明→】どんどんでかくなる公衆衛生規則のネットワークに付随する
>
> **that** arose in that era...
> 【その規則について追加の説明→】それが起ったのはその時代だった

🐱 なんのこっちゃ、と思ったところで、次にさらに説明がきます。

> ...**concerning** practices such as quarantine, sanitation, and tenement construction.
> 【その時代についての追加の説明→】検疫（あるいは隔離）、衛生、そして共同住居建設のようなプラクティスに関する

🐱 「19世紀に公衆衛生に関するいろんなことが起きたんですよ〜そんときのワクチン接種は強制でしたよ〜」ってことです。

> Vaccination laws imposed various penalties, ...
> ワクチン法はいろいろな罰則規定を課した

> ...**including** exclusion from school for unvaccinated children and fines or quarantine for adults who refused vaccination.
>
> 【どんな罰則規定？ 例えば？→】ワクチンを打ってない子供を学校から排除したり、ワクチンを拒否した成人に罰金を科したり隔離したりした（＝〜を含んだ）。
>
> The effectiveness of the laws was soon demonstrated
>
> 法律の効果はすぐに現れた
>
> –jurisdictions with them consistently had fewer disease outbreaks than those without–
>
> —法律のある区域（jurisdictions with them）は一貫して、法律のない区域（those without〈them〉）よりも疾病アウトブレイクは少なかったのだ—
>
> and their constitutionality was upheld in numerous court challenges
>
> 法律の合憲性はたくさんの訴訟でも保持された
>
> **that** culminated in the 1905 Supreme Court case of Jacobson v. Massachusetts.
>
> 【説明を追加→】そのクライマックスは1905年の最高裁のJacobson対マサチューセッツ州であった。

🐱 米国では裁判を「なんとかv.かんとか」、とプロレスみたいに表記するのが常で、よく出てきます。

🐶 たしかに、日本の裁判じゃ、普通「対」とか使いませんよね。

🐱 この辺、普通の医学論文とは異なる単語、異なる修辞が用いられていて慣れてないとちょっとつらいかもしれませんが、逆に言えば**「背骨となる基本的英語力」**があれば、こういう専門外のところも読めるようになります。専門外になると途端に読めない、というのは英語力ではなく、「業界の知識」で論文を読んだ「コト」にしている証拠なんですよ。

🐶 きびし〜。

🐱 ま、はじめのうちは、「業界の知識」で英語力を補って読んでいけばよいですが、それだけでいいかというと、いつか頭打ちになるからね。

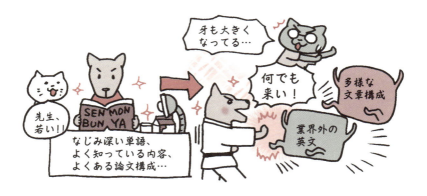

The use of coercion has always raised concerns about state intrusions on individual liberty and the scope of parental control over child-rearing. Compulsory vaccination laws in the 19th century typically contained no explicit opt-out provisions. Today, all states offer medical exemptions, and almost all offer religious or philosophical exemptions. Nevertheless, even a law with an opt-out provision may exert a coercive effect, to the extent that the availability of the exemption may be limited and conditional and the consequence of the law is to make the choice to withhold vaccination more difficult (if only marginally so) for the parent. These laws continue to be the target of antivaccination activism.

The use of coercion has always raised concerns
強制の使用はいつだって懸念を引き起こしてきた

about state intrusions on individual liberty and the scope of parental control over child-rearing.
【説明→】個々の自由や親の子育ての支配領域に対する州の不当な侵入 (intrusions) について。

> Compulsory vaccination laws in the 19th century typically contained no explicit opt-out provisions.
> 19世紀の強制予防接種法は典型的にはきっちりしたopt outの提供がなされていなかった。

 opt outというのは「自分は予防接種をしたくありませんよ。免除してください」という宣言のことです。近年の米国では医療受診時に同時にHIV検査を自動的にやるよう推奨され、「検査されたくない」と申告した患者の場合のみ「opt out」するようになっています。ま、そういう使い方です。

> Today, all states offer medical exemptions,...
> 今日では、全ての州は医学的免除を提供している

これは妊婦とか免疫抑制とかで禁忌の場合、とかでしょうかね。

> ...and almost all offer religious or philosophical exemptions.
> そしてほとんど全ての州では宗教的、哲学的理由での免除も提供している。
> **Nevertheless**, even a law with an opt-out provision may exert a coercive effect,
> にもかかわらず、opt outを提供する法律でも強制効果はなされるかもしれない
> **to the extent that** the availability of the exemption may be limited and conditional...
> 免除が制限されていたり (limited)、条件付けだったりする (conditional) レベルのものであれば
> and the consequence of the law is to make the choice to withhold vaccination more difficult (if only marginally so) for the parent.
> そして法律のもたらす結果はワクチンを打たないという選択を親にとって (?) 難しくするのだ (選択がかろうじてあれば、の話だが)。
> These laws continue to be the target of antivaccination activism.
> こうした法律は反ワクチン活動のターゲットになり続けている。

いろんな形の論文を読んでみよう　113

Persuasion became an important part of the public health tool kit in the 1920s, with the rise of modern forms of mass media. Health professionals began to draw on techniques from the emerging fields of advertising and public relations to sell people on the importance of childhood immunization against diphtheria and pertussis. Such appeals began to acquire a more scientific basis in the 1950s, after the development of the polio vaccine, when sociologists, psychologists, and other social scientists began to identify the attitudes, beliefs, and social contexts that predicted vaccine-related behaviors. Their efforts brought increasing theoretical and empirical rigor to the study of why people accepted or declined vaccination for themselves and their children, and health professionals used these insights to develop approaches to increase uptake of vaccines, such as enlisting community opinion leaders as allies. Persuasive approaches, because they are less restrictive, are ethically preferable and more politically acceptable, but they are also time consuming and labor-intensive, and evidence indicates that by themselves they are ineffective.

Persuasion became an important part of the public health tool kit in the 1920s,
説得が1920年代には公衆衛生のツールとして重要な役目を持つようになった

with the rise of modern forms of mass media.
【説明の追加→】マスメディアが現代的になったことも相まって。

Health professionals began to draw on techniques from the emerging fields of advertising and public relations

健康のプロたちは勃興している広告やPR(public relations)の領域のテクニックを採用し始めた

to sell people on the importance of childhood immunization against diphtheria and pertussis.

ジフテリア(diphtheria)と百日咳(pertussis)の小児予防接種の重要性を人々に売り込むために。

Such appeals began to acquire a more scientific basis in the 1950s, after the development of the polio vaccine,

このようなアピールはポリオワクチンを開発した後の1950年代にはより科学的基盤を得るようになった

when sociologists, psychologists, and other social scientists began to identify the attitudes, beliefs, and social contexts that predicted vaccine-related behaviors.

このとき、社会学者、心理学者、その他の社会科学者たちがワクチン関連の振る舞いを予測するような態度(attitudes)、信念(beliefs)、社会の文脈(social contexts)を見つけ出したのだ。

Their efforts brought increasing theoretical and empirical rigor to the study

彼らの努力により、研究への理論的、経験的厳密さは増していった

of why people accepted or declined vaccination for themselves and their children,

なぜ人々は、自分と子どもにワクチンを受け入れたり、拒否したりするのか(という研究)

and health professionals used these insights to develop approaches to increase uptake of vaccines,

健康のプロたちは彼らの洞察(insights)をワクチン接種率向上のためのアプローチ開発のために使った

such as enlisting community opinion leaders as allies.

例えば、コミュニティーのオピニオンリーダーを仲間につけるとか。

> Persuasive approaches, because they are less restrictive, are ethically preferable and more politically acceptable,
> 説得のアプローチは、より制限のないものだったので、倫理的に好ましいもので、政治的にも受け入れやすかった (politically acceptable)
> but they are also time consuming and labor-intensive, and evidence indicates that by themselves they are ineffective.
> しかし、それは時間も手間もかかり、エビデンスによると、それだけでは効果不十分である。

🐱 まだ続きます。でも、だんだん面白くなってきませんか？　歴史って楽しいです。

🐱 ほんまですか？　ハヨ結論に入らんかいって感じですが。

🐱 そう、Perspectiveのようなタイプの論文ではどんどん演繹していくので、結論は最後に来るんです。英語だから結論先、とは限らない。

🐱 さっきと話が違いませんか。

🐱 いや、あくまでも基本は「最初に結論」ですが、何にでも例外はありますので、いろんな形に触れていってください。

🐱 はーい。

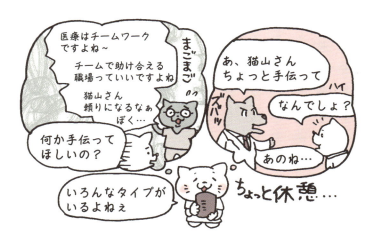

翻訳はつらいよ

🐱 先生は翻訳もやってるんですよね。

🦁 翻訳、つらいっす。毎回、なんで翻訳の仕事を引き受けちゃうんだろ、と思いますが、ついつい引き受けちゃう。そして地獄の苦しみ。翻訳ってショートカットが効かないんですよ。4つ文章があったら、4つ訳さなきゃいけない、間の2つは省略、とかできないんです。

🐱 めんどくさそう。

🦁 めんどくさいです。でも、人生で大事なことは、たいていめんどくさい。

🐱 なに人生の教訓めいたこと言ってんですか。教訓吐きだしたら、老化のはじまりですよ。

🦁 ぎくっ。でも、翻訳にもよいことはあって、いつかは必ず終わるってことです。ちゃんとゴールは設定されており、そこに向かってちまちま進んでいくだけ。ショートカットはありませんが、ゴールを見失うこともありません。

🐱 なるほど。マラソンみたいですね。

🦁 まさにそのとおり。

🐱 先生は、フルマラソンも走りますもんね。はっきりいって、ドMですね。

🦁 まあ、走ってるときは「もうマラソンなんてやるもんか」と思ってるんですが、ゴールしてみると次のレースのことを考えてるってとこは、翻訳にかなり近いです。

🐱 翻訳も大変そうですが、監訳も大変だそうですね。

🦁 ある意味、監訳の方がずっとつらい。他人の文章に手を入れてると、「これ、自分で訳した方が楽なんちゃうか」と思うことはしばしばです。英語読んで、日本語読んで、直していくという大変な作業です。

🐱 そのわりに、監訳たくさんやってる人、多いですよね。

🦁 ああ、あれは単に名前を貸し……うわ、やめろ、なにをすqうぇrちゅいおp＠。

🐱 さて、続きです。

Vaccine refusal has been a heterogeneous phenomenon reflecting a diverse and complex array of attitudes and beliefs, including mistrust of medical and scientific elites, resistance to government authority, and adherence to "natural" or alternative health belief systems. Although religion-based objections have made up a relatively small part of the overall picture of vaccine refusal, Christian Scientists have been very vocal in their opposition, and some of the most severe disease outbreaks in the United States in recent decades have occurred among isolated or tightly knit religious communities that have spurned vaccination (see the report by Gastañaduy et al. in this issue of the Journal on measles in an Amish community in Ohio [pages 1343-54]). The prominence of antivaccination views in public discourse has waxed and waned since the 19th century; eras in which vaccine critics remained on the fringe have alternated with eras in which their ideas enjoyed wide exposure. Our current era is one of the latter.

Vaccine refusal has been a heterogeneous phenomenon
ワクチン拒否はさまざまな要素のある現象だ
reflecting a diverse and complex array of attitudes and beliefs,
【追加の説明→】多様で（diverse）複雑な（complex）態度や信念の一群を反映している
including mistrust of medical and scientific elites, resistance to government authority, and adherence to "natural" or alternative health belief systems.

> 医学や科学のエリートに対する不信 (mistrust)、政府の権威に対する抵抗、「ナチュラル」とか代替健康法に対する信念体系 (belief system) への遵守 (adherence) など。

🐱「including」を「を含む」と訳すと変なので、「など」と訳す方が自然です。

> **Although religion-based objections have made up a relatively small part of the overall picture of vaccine refusal,…**
> 宗教ベースの反対は、ワクチン拒否の全体像のなかでは比較的わずかなパートを構成しているが

🐱 …… make up は「でっちあげる」なんて意味もありますが、ここでは「構成する」の方がうまく合います。

> **…Christian Scientists have been very vocal in their opposition,…**
> クリスチャン・サイエンティストは反対の声がでかかった

🐱 ぼくも知らなかったので『英辞郎』で調べましたが、Christian Science（クリスチャン・サイエンス）は「メアリー・ベイカー・エディ（Mary Baker Eddy）によって創始された、聖書とエディが著した『科学と健康—付聖書の鍵』を教典とする、キリスト教系の宗教」だそうです。宗教と科学は全然違うんですけどね。

> **…and some of the most severe disease outbreaks in the United States in recent decades have occurred among isolated or tightly knit religious communities…**
> ここ数十年（recent decades）の米国の一番ひどい疾患アウトブレイクのいくつかは、孤立して強く結束している宗教的コミュニティーで起こっている

> ...that have spurned vaccination (see the report by Gastañaduy et al. in this issue of the Journal on measles in an Amish community in Ohio [pages 1343-54]).
> 【that 以下で説明を追加→】ワクチンを拒否（spurned）した（コミュニティー）。

🐱 カッコ内はこのNEJMに掲載されたアーミッシュの麻疹アウトブレイクを報じた論文です。ページも書いてありますね。それを参照してね、ってこと。時間があるときまた読んでください。

> The prominence of antivaccination views in public discourse has waxed and waned since the 19th century;...
> 公開の言論の場での反ワクチンという見解の突出は、19世紀以降、高まったり弱まったりした

🐱 もちょっとです。セミコロンがきていますから、次で19世紀以降の状況を説明しています。

> ...eras in which vaccine critics remained on the fringe have alternated with eras in which their ideas enjoyed wide exposure.
> 【19世紀以降がどういう時代だったか→】ワクチン批判者は端っこにいた時代と、彼らの考えが広く露出された時代が交互にやってきた。

🐱 eraは「時代」。この2つの時代がwax and waneしたわけですね。
🐱 なるほど、ここも、セミコロンの前の部分の言い換えですね。

> Our current era is one of the latter.
> われわれのいる現在は後者の時代だ。

Today, immunization proponents are attacking the problem of refusal by honing the effectiveness of both persuasive and coercive approaches. Continuing the work begun by social scientists in the 1950s, they are seeking to develop a more nuanced understanding of the phenomenon of vaccine hesitancy — the term given to the spectrum of behaviors that include reluctant, selective, or delayed vaccination as well as refusal of all vaccines — in order to more precisely identify its underlying motivations. A better understanding of these beliefs is a critical step in crafting more effective messages that can be delivered through media channels or in one-on-one encounters with health care workers.

Today, immunization proponents are attacking the problem of refusal
ワクチン賛成派 (immunization proponents) は、今日、拒否の問題を攻撃している

by honing the effectiveness of both persuasive and coercive approaches.
説得 (persuasive) と強制 (coercive) の両方のアプローチの効果に磨きをかける (hone) ことによって。

Continuing the work begun by social scientists in the 1950s,
社会科学者によって1950年代に始められた研究は続き、

they are seeking to develop a more nuanced understanding of the phenomenon of vaccine hesitancy...
ワクチンにちゅうちょする現象をもっと微細に理解しようとしている

vaccine hesitancy という言葉の説明が続きます。

…—the term given to the spectrum of behaviors that **include** reluctant, selective, or delayed vaccination as well as refusal of all vaccines—…

この用語はいろいろな幅のある（spectrum）行為を指した用語で、それはワクチンに気が進まないこと（reluctance）、選り好みする（selective）、遅延（delayed）やあらゆるワクチンの拒否（refusal）などである

ここも include は「など」と考えます。

…in order to more precisely identify its underlying motivations.
より正確に背後にある動機を見つけるために。
A better understanding of these beliefs is a critical step in crafting more effective messages
こうした信念をもっとよく理解するのは、より効果的なメッセージを作り上げるのにとても重要なステップだ
that can be delivered through media channels or in one-on-one encounters with health care workers.
【メッセージについて説明→】メディアを使ったり、医療従事者との1対1の対話で伝えられることができる（より効果的なメッセージ）。

さ、も少しがんばりましょう。

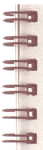

Progress on this front has been mixed. One study demonstrated that relatively subtle alterations in provider communication styles could produce considerably more acceptance among vaccine-hesitant parents during pediatric visits. In contrast, another study testing a variety of fact- and emotion-based messages to counter hesitancy found that all were ineffective and could even be counterproductive. Because of the complexity of vaccine hesitancy and the many biases and heuristics (cognitive shortcuts) that people use to assess and make decisions about risk, it's challenging to use persuasive approaches, and few such interventions have been clearly demonstrated to be effective.

Progress on this front has been mixed.
この方面での進歩は賛否両論だった。

One study demonstrated that relatively subtle alterations in provider communication styles could produce considerably more acceptance among vaccine-hesitant parents during pediatric visits.
ある研究によると、医療者のコミュニケーションスタイルをわずかに変えるだけで、ワクチンにちゅうちょする小児外来を受診した親の受け入れがずっとよくなった。

In contrast, another study testing a variety of fact- and emotion-based messages to counter hesitancy found that all were ineffective and could even be counterproductive.
対照的に、別の研究ではいろいろな事実や感情に基づくメッセージを検証し、ワクチンへのちゅうちょに対峙しようとしたが、全てにおいて効果がなく、むしろ逆効果ですらあり得るというものだった。

Because of the complexity of vaccine hesitancy and the many biases and heuristics (cognitive shortcuts) that people use to assess and make decisions about risk,…
ワクチンへのちゅうちょは複雑であり、人がリスクについて見積もり、意思決定をするとき使う多くのバイアスやヒューリスティクス（認知のショートカット）のために、

> ...it's challenging to use persuasive approaches, and few such interventions have been clearly demonstrated to be effective.
>
> 説得アプローチを使うのは困難であり、それが効果的であるとはっきり示した介入はほとんどない。

🐱 なるほど〜、説得って案外うまくいかないんですよね〜。

🐱 そうでしょうね。人間、動かそうと押すと、動くというより抵抗するものです。

🐱 では、どうすればよいか？……が、この後、語られるんですよね!?

🐱 お、いいですね〜、猫田さん。

次の展開を予想しながら読むと、英語読解の持久力が自然につくんです。 これは日本語で文章を読むときも無意識にしていると思いますが、英語も同じです。話の筋をしっかり押さえて進めば、次の展開が見えてきて、英語が読みやすくなります。

🐱 えへへ。ほめられちゃった。続きが楽しみですね。

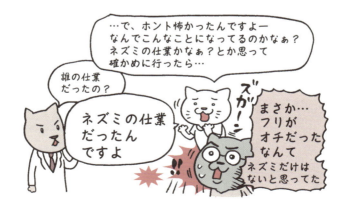

🐱 本当に長いですね～……。
🐱 読めば読むほど持久力も付いてきますからね。どこまで遠泳できるか、がんばってみましょう。でも、あと少しです。

A more promising way forward can be found in the tools of the law. Many immunization proponents also advocate for strengthening compulsory-vaccination laws to narrow the circumstances under which parents may refuse to have their children vaccinated and to make it difficult or impossible for them to claim exemptions on religious or philosophical grounds. In what may prove to be an important bellwether, California eliminated nonmedical-exemption provisions in 2015, becoming only the third state in the country without them. Various health professional groups have recommended that other states follow suit.

A more promising way forward can be found in the tools of the law.
もっと期待できる方法を法律の手段に見つけることができる。

Many immunization proponents also advocate for strengthening compulsory-vaccination laws
多くの予防接種支持者は強制予防接種法の強化を支持している

to narrow the circumstances under which parents may refuse to have their children vaccinated
子どもが予防接種を受けるのを親が拒否する状況をより限定したもの（narrow）にするために

and to make it difficult or impossible for them to claim exemptions on religious or philosophical grounds.
そして、宗教的、あるいは哲学的な根拠からワクチン接種免除を困難、あるいは不可能にするために。

In what may prove to be an important bellwether,
重要な先導者になると証明されるかもしれないが
California eliminated nonmedical-exemption provisions in 2015,
カリフォルニアは2015年に医学的理由以外での免除を排除した。
becoming only the third state in the country without them.
それが（医学的理由以外での免除が）ない国内でたった3つ目の州になった。
Various health professional groups have recommended that other states follow suit.
健康のプロたちのいろいろなグループが、他の州も追随するよう推奨している。

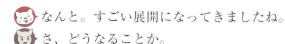なんと。すごい展開になってきましたね。
さ、どうなることか。

Some immunization proponents have argued convincingly that states should retain nonmedical exemptions to avoid inflaming the resistance of antivaccination activists and that legislators and health officials should proceed carefully as they press for change. Nevertheless, vaccination laws have a proven track record over more than two centuries, and strengthening them will probably be the most effective means of achieving higher immunization rates in both the short and long terms. Even the most well-crafted persuasive appeals cannot achieve the nearly universal vaccine uptake needed to maintain herd immunity for highly contagious diseases such as measles.

Some immunization proponents have argued convincingly that states should retain nonmedical exemptions
予防接種支持者のなかには州が医学的理由以外での免除を残す（retain）べきだと確信を持って主張している人もいる

to avoid inflaming the resistance of antivaccination activists
【医学的理由以外での免除を残す目的→】反ワクチン活動家の抵抗に火を付けるのを避けるために

and that legislators and health officials should proceed carefully as they press for change.
また、議員と健康担当者は変化を求めるときには注意深く物事を進めるべきであると（主張している）。

Nevertheless, vaccination laws have a proven track record over more than two centuries,
しかし、予防接種法は2世紀以上も実績（track record）を証明している。

and strengthening them will probably be the most effective means of achieving higher immunization rates in both the short and long terms.
それを強化するのがおそらくは最も効果的に高い接種率を短期、長期両方においてもたらす手段であろう。

Even the most well-crafted persuasive appeals cannot achieve the nearly universal vaccine uptake
最も巧みに作り上げられた説得手法も万人へのワクチン接種を果たせなかった

needed to maintain herd immunity for highly contagious diseases such as measles.
麻疹のような伝染性の高い疾患への「群れの免疫」を維持するのに必要な。

🐱 さて、このパラフラフでは、異論が挟まれていましたよね。わかりやすい印があるんですが、さて、どこだったかな？

いろんな形の論文を読んでみよう 127

🐱 あ、「しかし」、Nevertheless のところですね！

🐱 そう。いわゆる逆接の接続詞です。この後で、反対の内容が出てくるわけですね。英文には、よくみられる「型」の一つです。

TIP⑫　英語のクセ・ノリをつかもう⑤

前後の関係を示す語・表現をおさえて、文章の展開を予想しよう

　前後の文の関係を示す接続詞や熟語などを押さえておくと、英文の「型」が見えてきます。いろいろありますが、重要なキーワードをおさえて、その先の内容を予測しながら読めるようになっていきましょう。

● **反対のことをいう**

　いわゆる「逆接」というやつですね。

　but や however、nevertheless などが来たら、「さっきまでと違うことを言い始めるな」と思ってください。

● **比較する**

　「逆接」と紛らわしく、実際、while のように両方の意味で使われるものもありますが、compared with…（〜と比べると）、in contrast to…（〜と対照的に）など、「対比」といわれるものです。

　これが出てきたら、「さっきと比べ出すな」と思いましょう。

● **結果を示す**

　therefore、consequently などがきたら、とにかく、「さっきまでのが原因で、どうなったか言い始める」と思ってください。

　as a result（結果として）なんて直球な表現もありますね。

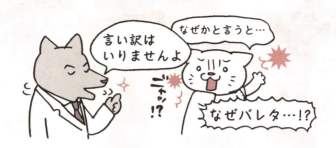

いうまでもありませんが、because と来たら、理由が続きます。

● 例を挙げる

for example、such as は、「たとえば～」ですね。
これが来たら、「前の具体例をこれから言うな」と思いましょう。

● 順番に挙げる

first, second, third……（第一に、第二に、第三に……）
(n) eithre A (n) or B ～（A と B のどちらかが～〈どちらも～ない〉）

など、いろいろありますが、最初の単語を見たら「続き」があることを早急に察知して、「second」や「or」が来るのに備えてください。

● 情報を追加する

英語は、まずドーンと結論を言ってから、後からいろんな情報を付け加えていく、とお話してきましたね TIP⑦ 。
ですから、とくに印がなくてもそう思って待ち構えておけばOKなのですが、ていうか、「ていうか～」と軽いノリで受け流して

いろんな形の論文を読んでみよう　129

いってもOKなのですが、similarly（同様に）、In addition、additionally（他に、さらに）、moreover（そのうえ、さらに）など、はっきり「今から付け加えまっせ」と宣言されることもあります。

● 同じようなものを並べたり、言ったりする

「並列」「同格」というやつですね。カンマを使うことがよくあります。A, B, C, and Dと、並べることがありますよね。

あと、カンマを使う表現として、She in my co-worker, Miss. Nekota.（私の同僚の猫田さんです）などといった使い方もします。that節やofを使う表現もありますが、これらも要は、やはり後ろに説明をくっつけていることに変わりありませんね。

● コロンやセミコロンは、何の印？

コロンもよく、「同格」とみなされます。「同じものの言い換え」とかね。後ろで詳しく説明したり、定義したり、具体例を列記するとかです。

セミコロンは、2つ以上の文がなんとなく気持ち的につながっている場合に、ピリオドで切らずにつなげるといった感じで、前の内容に追加したり、理由を説明したり、前後を対比したり、反対のことを言ったり……。

ややこしいので、とにかくコロンもセミコロンも、前の内容に後から情報を付け加えた、と思っておけば、そんなに大きく間違うことはないでしょう（セミコロンが逆接を表すときは要注意ですが）。

さ、いよいよクライマックスです。
結論、どうなるんでしょうね。

> Both persuasion and coercion are necessary, and neither is sufficient. Laws serve as a critical safety net as well as a powerful symbolic statement of proimmunization social norms. Education and persuasion are needed to maintain public understanding of the value of vaccines and trust in health professionals, both of which are essential to securing compliance with laws. The melding of the two approaches — along with ensuring a stable, accessible, and affordable supply of vaccines for everyone who needs them — is the central challenge for vaccine policymakers. As has been the case since the 19th century, effectiveness, efficiency, ethics, and political acceptability all need to be balanced in a careful calculus.

Both persuasion and coercion are necessary, and neither is sufficient.
説得も強制も必要で、そしてどちらかだけでは不十分だ。
Laws serve as a critical safety net as well as a powerful symbolic statement of proimmunization social norms.
法律は最重要なセーフティネットとして、またパワフルな予防接種バンザイ的社会規範の象徴的な宣言として役に立つ。

お、なんかかっこいい意訳が。
pro- ってそういう意味でしょ TIP❶ 。

いろんな形の論文を読んでみよう　131

> Education and persuasion are needed to maintain public understanding of the value of vaccines and trust in health professionals,
>
> 教育と説得は、世間がワクチンの価値を理解し、健康のプロを信頼することを維持するために必要だ
>
> both of which are essential to securing compliance with laws.
>
> 両者は法の遵守を確たるものにするのに最重要だ。
>
> The melding of the two approaches – along with ensuring a stable, accessible, and affordable supply of vaccines for everyone who needs them – is the central challenge for vaccine policymakers.
>
> この2つのアプローチの混合―安定して、アクセスのよい、コストに見合った(affordable) ワクチンの供給を必要な人全てに提供する―はワクチン政策立案者にとっては最も困難なものだ。
>
> As has been the case since the 19th century, effectiveness, efficiency, ethics, and political acceptability all need to be balanced in a careful calculus.
>
> 19世紀以降もそうだったように、効果、効率、倫理、政治的受け入れやすさの全てが注意深い計算の下でバランスを持たねばならない。

 はい、お疲れ様でした。本文終了です。

 疲れた〜。

 文章を最後まで読み切る持久力をつけるには、繰り返し読み続けるのが一番。いや、それしか方法はありません。

Perspectiveについてるレター（コメント）もチェック！

 さて、今回読んだperspectiveはJames Colgrove, Ph.D., M.P.H. さんが書いています。

 PhDは博士号でしたっけ。

 ま、細かい議論はあるかもしれませんが、ざっくり言えばそうです。

🐱 MPHは？

🐱 master of public health、公衆衛生修士ってことです。

🐱 公衆衛生の専門家なんですね。お医者さんではないんですね。

🐱 医者ならMDとかDOと付いているでしょう。アメリカで医師免許をもっている人には、M.D.（Medicinae Doctor）とD.O.（Doctor of Osteopathic Medicine）の2種類がいるんですが、まあ、日本でいう「医師」だっていうことですね。看護師さんなら、RN（registered nurse）とかNP（Nurse Practitioner）とかが付いていますね。

🐱 ナース・プラクティショナーかぁ。憧れるなぁ。

🐱 さて、このperspectiveにはコメントが載っています。こうやって議論するところが欧米らしいです（いいとこです）。昔は雑誌上だけで議論してましたが、最近はネット上での議論も加わり、迅速でライブリーな議論が可能になりました。

　Vinu Arumughamさんのコメントです。"Why no discussion of vaccine safety, effectiveness, before coercion?"（http://www.nejm.org/doi/full/10.1056/NEJMp1608967#t=comments）
「なぜ、ワクチンの安全性や有効性を議論しないのか？　強制の前に？」というタイトルですね。

> 1. The FDA discovered 17 years post licensure, that the acellular pertussis vaccine DOES NOT prevent transmission. It DOES NOT offer mucosal immunity. Vaccine recipients can become colonized and SPREAD the bacteria as asymptomatic carriers. The EXACT OPPOSITE of herd immunity. Worse, such colonization increases risk of multiple sclerosis.
>
> FDA（米国食品医薬品管理局）は承認17年後、無細胞型の百日咳ワクチンが伝播を防がないことを発見した。粘膜免疫を提供しないのだ。ワクチン接種を受けても菌が定着し、無症候性キャリアとして広げてしまう。「群れの免疫」とは正反対だ。そのような定着は多発性硬化症のリスクを増してしまい、むしろ事態は悪くなる。

> 2.TdaP pertussis effectiveness wanes.
> TdaP（青少年用百日咳ワクチン）の効果は時間が立つと失われていく。

🐱 ここでも wane を使ってますね。ワクチンの効果が時間とともに落ちることを表現する必須単語です。

> 3. Food protein contaminated vaccines cause the development of food allergies per the IOM.
> ワクチンに含まれる食物蛋白は IOM によると食物アレルギーを発生させる。
> 4. Flumist flip-flop, more proof, vaccines are poorly understood.
> flumist（インフルエンザの生ワクチン）は（効果の評価が）コロコロ変わり、ワクチンはあまりよくわかっていないという証左である。

🐱 ……だそうです。どう思いますか？
🐱 うーん。各論的な議論ですけど、「法律か、否か」の議論とは、ずれてるような。
🐱 ま、タイトルが「そんな議論している場合か」的ですもんね。
🐱 やっぱ、ワクチン、もめますね。
🐱 はい、まずはいろんな意見がある、ということを知ることから始めましょう。NEJM に載った論文だからといって「神の啓示」ではありません。おかしなことは「おかしいぞ」と異論を唱えるのは自由です。でも、このコメントのようにちゃんと引用文献を引いてロジカルに議論するのが大事ですけどね。
🐱 結局、論理的でなければ英語力あっても意味ないってことですか。
🐱 そのとおり。日本語であっても論理的でなければ健康のプロとして、責任あるコメントはできませんよ。

レターなど、異論、反論もきちっと読み込むことが大事。「論文を読む」こととは、批判的に読むこと。ただ翻訳するだけでは、意味がありません。

😺 レターって初めて読みました。

😺 日本の医学雑誌には、ある論文に対して質問や意見をぶつけるレターという制度がないか、あまり使いこなされていませんね。

😺 和を以て貴しとなす、ですから。

😺 でもね、それっておかしいじゃない。科学的な議論をして人間関係が崩れてしまうようなら、本当の意味での「和」というのはないんですよ。

😺 議論は議論、人間関係は人間関係なんですね。

😺 日本だと、なんか自説を批判されると、人格全体を否定された、みたいに勘違いして人間関係そのものが壊れてしまうことが少なくありません。それが怖いから何も言わなくなる。だから、声の大きな人がずっと頓珍漢なことをいう。ほら、「老害」って日本語があるでしょ。あれって外国にはそれに相当する言葉がないんです（ぼくが知るかぎり）。日本の議論しない、できない文化が「老害」を構造的に作ってるんです。もったいないことです。

😺 老害、多いですよね。あれにはムカつきます。

😺 ここで意見の一致を見ましたな。

😺 イワケン先生ももう「老害」って言われてもいい年齢ですから、他人事じゃありませんよ。

😺 ドキーーン。

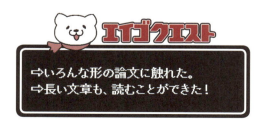

いろんな形の論文を読んでみよう

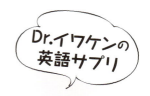

教科書は英語ですか？

　ようやく、わがチームにも初期研修医さんがローテートされるようになりました。そんな研修医さんに、英語を勉強しろ、勉強しろって、しつこく言うと、「こんなに情報が発達して、ネットでなんでも手に入る時代に、英語なんて本当に必要なんですか？　別に英語なんて興味ないし、そんなにスゴい医者になれなくてもいいし、普通にできればいいんです。だから、英語はいいです」と言われることがあります。こういう人は、たいてい、「英語のテキストは必要ない」って意見ですよね。

　時にみなさんは、教科書、何使ってますか。研修医・レジ田先生は、教科書A（日本語で書いてある、某超有名シリーズ）だそうです。でもね、うちを回るときは禁止です。覚えといてください。納得いかない、理由を教えろ、って？　いいですよ。

🐱 ねえ、レジ田先生、今日、髄膜炎疑いの患者さん、コンサルトかかってましたよね。
🐱 はい、70代男性の方で、胃がん摘出後です。
🐱 この方、髄膜炎あると思いますか？
🐱 いや、ないんじゃないでしょうか。
🐱 どうしてです？
🐱 だって、項部硬直もないですし、頭痛と発熱だけで髄膜炎らしくないんじゃないかと。
🐱 はい、そうなんです。これこそが、「日本語で書いてある、某超有名シリーズ」で勉強してはいけない理由なんです。
🐱 先生、髄液検査返ってきました。白血球高くて、好中球優位で、やっぱ髄膜炎みたいですね。イワケン先生の指示通りに主治医は抗菌薬始めたみたいです。セオリー通り、ステロイドも入ってます。
🐱 Good Job!

　では、レジ田先生がお持ちの教科書の、細菌性髄膜炎のところを読んでみてみましょう。「発熱、頭痛、嘔吐、髄膜刺激（項部硬直、Kernig徴候など）、といった共通の症状がみられ」……あと、「新生児・乳幼児における髄膜刺激症状は必ずしも明瞭ではない場合がある」とも書いてありますね。でも、高齢者の髄膜炎については書かれていません。

　ここでHarrison's Principles of Internal Medicine 19th edを読んでみましょう。今

Kindleに入ってます（日本の医学書はKindleに入ってないのが、不便ですね）。
Although commonly tested on physical examinations, the sensitivity and specificity of Kernig's and Brudzinski's signs are uncertain. Both may be absent or reduced in very young or elderly patients, immunocompromised individuals, or patients with a severely depressed mental status.

　…はい。sensitivity（感度）とspecificity（特異度）については、今は置いておきましょう。要は、髄膜刺激症状（ここではKernigやBrudzinskiサイン）の欠如は、髄膜炎を否定する根拠にはならず、特に高齢者などでは見られない（absent）か、はっきりしない（reduced）ことも多いってことです。

　これは、ハリソンがでかい教科書だから、詳しく書いてあるとか、そういう話ではありません。レジ田先生は項部硬直の不在を根拠に髄膜炎を否定しようとしました。間違った根拠で病気を否定すると、その病気の見逃しにつながるってことです。さっき読んだ日本語のテキストには、髄膜炎の各所見について、感度、特異度といった観点から説明していません。あの教科書だけで勉強した医者は、容易に髄膜炎を見逃すリスクがあるってことです。そのリスクは構造的なリスクなのです。構造的に誤診をする、そういう可能性を考えてみてください。怖くなりませんか？

　怖さを知る、というのが臨床医学ではとても大切なんです。怖いもの知らずの医者くらい恐ろしい物はありません。件の教科書だけで勉強していると、構造的な間違いの元なんです。

　基本的に、良い教科書は「程度」の問題をきちんと扱っているんです。診断にしても、治療にしても。「○×病ではこういう徴候が見られます」ではなく、それが何%に見られるのか。つまり感度の問題ですね。まあ、厳密に数字で書いていなかったとしても、その徴候がほぼ必発なのか、大多数に認められるのか、半数程度なのか、めったに見られないのか。そういう知識がなければ、構造的に病気を見逃してしまいます。治療についても同様です。○×病はこうやって治療します、だけでなく、その治療で何%治るのか。ほぼ治るのか、ほとんど治らないのか。そういう「程度」の記載がなければ、医者は自分の患者の治療について正確な見通しを立てられません。程度の記載がなく、ただ徴候や治療が羅列されているだけの教科書では、実臨床では使えないってことです。

　ですから、「程度」の問題がちゃんと記載されていれば、別に日本語の教科書だって構わないんです。こと診療のテキストに関する限り、役に立ちさえすればそれが英語なのか、日本語なのか、スワヒリ語なのかは関係ありません。最近は日本語でも信頼

度の高い医学書がたくさん出版されています。

　その一方で、診療における信頼度という点からいうと、ハリソンのレベルの教科書はなかなか日本では見られないのもまた事実です。網羅的に調査したわけではないですが、図書館で日本の内科学の教科書をパラパラめくると、「ちゃんと書いてないなあ」と思うことが多いです。例えば、先の細菌性髄膜炎。ハリソンには
When bacterial meningitis is suspected, blood cultures should be immediately obtained and empirical antimicrobial and adjunctive dexamethasone therapy initiated without delay.
と書いてあります。immediatelyは「即座に」の意味ですね。血液培養（blood cultures）は髄膜炎診療の基本中の基本ですが、このような「いろは」の記載がない教科書はとても多いです。

　もちろん、どの教科書にも得手不得手はあって、逆にハリソンはアメリカで使うのを前提として作られた教科書なので、アメリカでまれな日本脳炎やツツガムシ病なんかの記載は弱いと思います。こういう病気では日本のテキストの方がベターなことも多いです。

　また日本の医学書は、少なくともここ10年くらいにおいては、「読みやすさ」という観点からは非常に工夫が凝らされています。文体なんかも含めて。世界的にもかなりレベルの高いとこ、行ってるんではないでしょうか。だから、短期的に新しいコンセプトをがっつりつかみたい、みたいなときは日本語テキストを使う方がより効率的で、効果も高いと思います。是々非々ってことですね。

　でも、その是々非々っていうことがわかるためには、ちゃんと英語のテキストが読めて、そして比較をしたあとで初めて言えることなんです。教科書の欠点も長所も、他者との比較で初めてわかります。日本のテキストの利点も欠点も外国の教科書との比較をして初めて四の五の言えるわけです。よく英語のテキストなんて要らない、って人がいますが、要らないかどうかは読んでみないとわからないはずなんですよ。

🐻 うう、耳が痛い……。

TIP❶plus 語彙を増やすコツ①

語幹・接頭辞・接尾辞を知って、まとめて覚えよう　接頭辞　学習ミニリスト

　語幹・接頭辞・接尾辞はたくさんあるのでここでは紹介しきれませんが、接頭辞を中心にいくつか単語を見ていきましょう（［例］のところに挙げた単語には、語幹や接尾辞もくっついてきますから、いっしょにチェックしてね）。
　自分で英文を読んでいるときに、「これは？」と「ピン」とくるようにしておいてください。知らない単語でも、語幹・接頭辞・接尾辞を覚えておくと、そこから意味を推測することもできます。語幹・接頭辞・接尾辞についてまとめた本やサイトもありますので、ぜひ探して活用してみてください。

いろんな否定の意味（ネガティブな意味）をつける接頭辞

- a- には、「非」「無」など打消しの意味があります。
  ［例］an + emia(血)= anemia 貧血(症)、無気力
- ab- は「離脱」
  ［例］ab + normal(正常な)= abnormal 異常
- anti- は「なんとかの反対」とか、「対する」という意味。
  ［例］anti + biotic(生きているもの)= antibiotic 抗生物質
  Anti + depression(うつ)= antidepressant 抗うつ薬
- contra- は「反対に」。
  ［例］contra + dict(言う)= contradict 否定する

- ob- は「反対に」
  ［例］op(=ob) + pose(置く) + -tion(名詞)= opposition 反対
- de- は「失う」。「下降する」などの意味もあります。
  ［例］de + hydration(水を与えること)= dehydration (水を失うので)脱水
- dis- は「うまくいかない」
  ［例］dis + location(場所)= dislocation 脱臼
- in-、il-、im-、ir- …これらはすべて「否定」です。
  ［例］in + vis(見ること→vision) + -ible(できる=-able)= invisible 目に見えない

ほかに、non-、un- なども。

方向・場所・時間などを表す接頭辞

「上」
- sur- 上から、上の
  ［例］sur + face(面)= surface 外面、表面

「下」
- sub-、suc-、suf-、sug-、sum-、sup-、sur-、sus- これらは「下へ、下の」という意味。
  ［例］sub + abdominal(腹腔)= subabdomina 腹腔下方の

このほか、「下」を表すものに、hypo-、infra-、under- など。

「前」
- pre- 前の、先に
  ［例］pre + operative(手術の)= preoperative 術前の
- pro- 前の、前方の、先に
  ［例］pro + duce(導く)= produce 生産する

ほかに ante-、fore- など。

「後、後ろ」

- post- 後の、次の
  ［例］post + pone(置く。pose)= postpone 延期する
- retro- 後方へ、元へ
  ［例］retro + active(活動する)= retroactive 遡及する
- with- 後方へ、離れて、反対に
  ［例］with + draw(引く)= withdraw 引き下がる

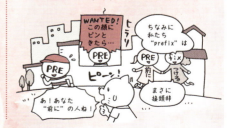

いろんな形の論文を読んでみよう　139

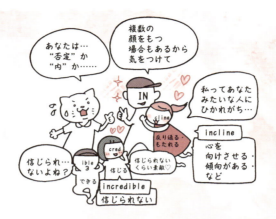

「外」
- ex-, e-, ef- 前の、全くの、外へ
  [例] ex + pira(息をする。spir) + -tion(名詞) = expiration 呼気
- out- 外の、離れて
  [例] out + -age(名詞) = outage 目減り

「中、内」
- in- 中に
  [例] in + spira(息をする。spir) + -tion(名詞) = inspiration 吸気

そのほか
- bi- 二つの
  [例] bi + lateral(側ら) = bilateral 両側の
- di- 二つ、倍
  [例] di + oxide(酸化物) = dioxide 二酸化物
- mono- 一つの
  [例] mono + nucleo(核) + sis(症候) = mononucleosis 単核症
- multi- 複数の、多くの
  [例] multi + national(国の) = multinational 多国間の、多国籍の

「間」
- inter- 間の、間に、互いに
  [例] inter + national(国の) = international 国際的な
- mid- 中の、中間の
  [例] im(否定) + medi + ate(形容詞。※動詞の時もある) immediate 即座の、直接の

- poly- 多くの
  [例] poly + ur(尿) + ia(症候) = polyuria 多尿症
- co- 共同、共通、同等
  [例] co + opera(operate。働く) + tion(名詞) = cooperation 協力、連携
- con-, com-, col-, cor- 共に、一緒に
  [例] con + nect(縛る) = connect 接続する
- re- 再び、繰り返し
  [例] re + spira(息をする。spir) + -tion(名詞) = respiration 呼吸

医学関連用語の組み合わせもしっかり覚えよう

cardiopulmonary resuscitation
  cardio-は心臓、pulmonaryは肺で、cardiopulmonary「心肺」。resuscitationは難しいですね。「リサシテーション」と読みます。resuscitateで蘇生する。reは再び、で「蘇らせる」というのが原義だとか。その名詞形だから、tionをつけてresuscitation。よって、心肺蘇生。頭文字を取って、CPRと略しますよね。

chemotherapy
  chemo- は化学 chemistry(ケミストリー)のchem。therapyはセラピーとカタカナでも通じますね。治療。化学療法です。

第6章

TIP 9 plus 語彙を増やすコツ②

頻出単語・フレーズを、まずおさえよう　医学英語論文頻出フレーズ　ミニリスト

論文は基本「型」に則っています。そのため、使われる表現も似たり寄ったり（？）です。たくさん読んで、体にしみ込ませましょう。

とはいえ、慣れるまでは、ある程度「目印」もほしいですよね？　TIPSなども参考にしながら、以下のテンプレート表現を頭に入れておけば、より論理の流れをつかみやすく、読み進めやすくなると思います。

さまざまな頻出表現を丸覚えすれば、書くときにもそのまま使えますよ。

【研究目的】
- The purpose of this study is ...　「この研究の目的は〜だ」
- The main objective of this paper is ...　「この論文の主な目的は〜だ」
- This paper examines(reviews) ...　「この論文は〜について調査する」
- This study provides ...　「この研究は〜を提供する」
- Our systematic review revealed ...　「われわれのシステマティック・レビューは〜を明らかにした」

【背景・議論】
- In general, ...　「一般的には〜だ」
- It has been often discussed that ...　「〜についてはしばしば議論されてきた」
- There is a possibility that ...　「〜の可能性がある」
- The question remains that ...　「〜についての疑問が残る」
- Interpretation was made for that ...　「〜と解釈される」
- It is conceived(implicated) that ...　「〜と考えられている」
- A can be defined as B.　「AはBと定義される」
- It should be noted that ...　「〜は強調されるべきである」
- under ... condition　「〜の条件で」

【比較・追加】
- In comparison with ...　「〜と比較して」
- In contrast to ...　「〜と対照的に」
- On the other hand, ...　「もう一方(他方)では〜だ」
- In addition to ...　「〜に加えて」

【意見の一致と相違】
- A agree with B.　「AはBと意見が一致している」
- A disagree with B in ...　「AはBで〜において意見が違う」
- differ from〜 in that ...　「…という点で異なる」
- in line with ...　「〜と一致する」

【理由・結果・結論】
- contribute to ...「〜の原因となる」
- A gives B　「A(計算・分析結果など)からBが出る(とわかる)」
- We suggest ...「〜を提案する」
- As a result, ...「結果として〜だ」
- This result suggest that ...「この結果は〜ということを示唆している」
- The results showed .../We found that .../This study found that ...　「〜とわかった」
- Taken all together,「これらの結果から、」

【図表についての表現】

・Table A shows(indicate) …　「表Aは〜を示している」

【引用に関する表現】

・(人物)states［claims／mentions／points out］that … 「(人物)が〜と言って［主張して／言及して／指摘して］いる」
・According to(人物), … 「(人物)によると〜だ」

【数値に関する表現】

・At a fourfold risk　「リスクが4倍高い」
・Affects A twice as often as B　「BよりもAへ2倍影響する」
・3 times as likely to …　「〜する可能性が3倍」
・in proportion of …　「〜に比例して」
・… or more　「〜以上」
・… or less　「〜以下」
・over … ／more than …　「〜より多い」
・below … , less than … , fewer than …　「〜未満」
・change frpm A to B　「AからBに変わる」
・… is reduced by ○%　「○%減少する」
・… is in the range of A to B　「AからBの範囲にある」
・There is［no］significant difference between A and B［in A］「AとBの間に［Aの中に］有意差がある［ない］」

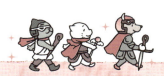

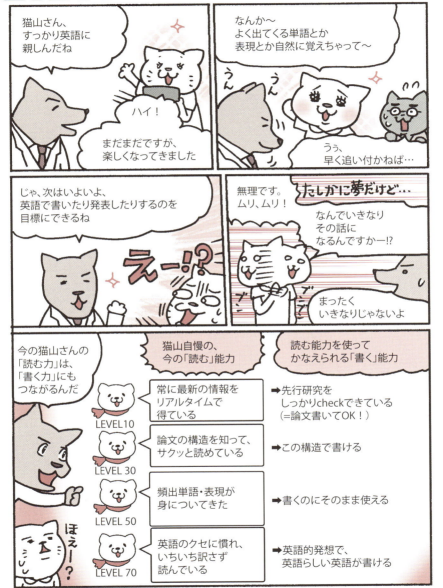

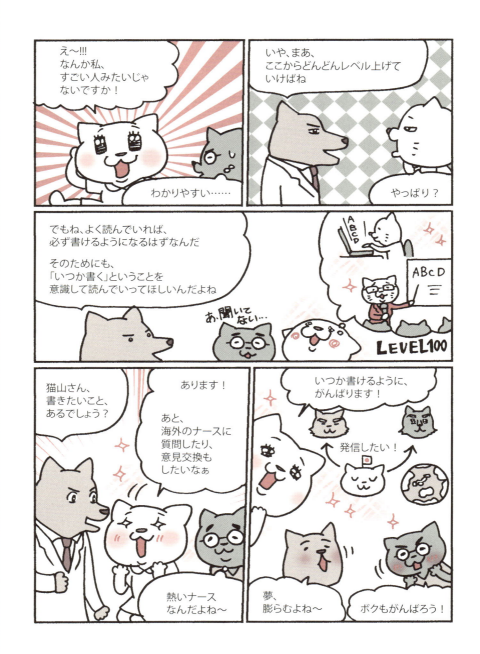

本当の戦いはこれからだ！

　さて、ここまでいろんな英文を読んできましたが、英語が苦手なあなたも、初めの方のページをめくっていたころに比べて、ずいぶん英語に親しみがわいてきたのではないでしょうか。
　「英語見てもビビらなくはなりました」って？
　そう、その「ビビらない」ということが大事なんです。ほとんどの学習者が「英語は無理」と最初から諦めています。でも、諦めの言葉は、挑戦してから言うべきです。やってみてダメなら仕方がありません。しかし多くはやりもしないで諦めているのです。
　これ、感染対策と同じですね。多くの施設で「うちでは無理」と、すぐに「できない理由」を説明し、現状維持に満足しようとします。でも、「できない理由」のほとんどは「克服すべき障壁」に過ぎません。見方の違いです。「障壁があるから、無理」ではなく、「この障壁はどうやったら取っ払えるか、あるいは乗り越えられるか」というメンタリティーが大事なのです。もちろん、そのためには何が障壁なのか、現実を見据える能力も必要ですが、問題を見なかったことにする、現実逃避は一番ダメですね。

　英語能力には底も天井もないんです。This is a pen. くらいは荒井注でも言いますから、英語力ゼロの人はほとんどいない。逆に、どんなに英語が上手になっても、やっぱりわからない単語があったり聞き取れない会話があったりして悔しい思いをします。大事なのは自分の英語力がどのくらいあるか、ではありません。自分の英語力に満足できるか、です。満足し、これ以上はないと諦めたら、そこで試合は終了だよ。今の自分に不満な人だけが、前進、進歩をするのです。
　🐱 スラムダンクですね？

　でも、英語にしても感染対策にしても「現状の自分」に満足しきってるパターン、多くないですか？　学会の偉い人ほどその傾向が強いのが日本の残念なパターンです。ノモンハン事件のときにロシアのジェーコフは日本の兵隊たちの優秀さに驚くと同時に、司令官の無能さを指摘していました。上に立つほどレヴェルが下がる、はノモンハン以来の日本のお家芸です。
　🐱 村上春樹ですね？

　では、ここでいったんお別れです。でも、みなさんはこれからも毎日英語を勉強し続けてくださいね。ぼくも毎日勉強します。もっと上を目指すのです！

- 半沢直樹ですね？
- 倍返しだ！　本当の戦いはこれからだ！
- ジャンプですね？
- ……って、こんなギャグで満足していいんですか？　終わり方不条理すぎだし。
- まさに半沢直樹。
- えーっ!?

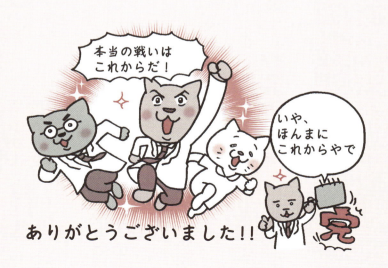

●著者略歴

岩田健太郎 （いわた けんたろう）

神戸大学大学院医学研究科
微生物感染症学講座 感染治療学分野 教授

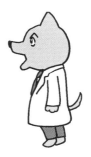

1997年島根医科大学（現・島根大学）卒業。
沖縄県立中部病院研修医、コロンビア大学セントルークス・ルーズベルト病院内科研修医を経て、アルバートアインシュタイン大学ベスイスラエル・メディカルセンター感染症フェローとなる。2003年に中国へ渡り北京インターナショナルSOSクリニックで勤務。
2004年に帰国、亀田総合病院で感染内科部長、同総合診療・感染症科部長歴任。2008年より現職。

＜資格＞
日本内科学会総合内科専門医、日本感染症学会専門医・指導医、米国内科専門医、米国感染症専門医、日本東洋医学会漢方専門医、修士（感染症学）、博士（医学）、国際旅行学会認定（CTH）、感染管理認定（CIC）、米国内科学会フェロー（FACP）、米国感染症学会フェロー（FIDSA）、PHPビジネスコーチ、FP2級。日本ソムリエ協会シニアワインエキスパートなど。

Dr.イワケンのねころんで読める英語論文
──ナース・研修医必見!
海外論文がすらすら読めるようになるヒケツ

2018年10月1日発行 第1版第1刷

著　者　岩田 健太郎
発行者　長谷川 素美
発行所　株式会社メディカ出版
　　　　〒532-8588
　　　　大阪市淀川区宮原3-4-30
　　　　ニッセイ新大阪ビル16F
　　　　https://www.medica.co.jp/
編集担当　江頭崇雄
編集協力　ぽるぽ舎
装　幀　市川 竜
イラスト　藤井昌子
印刷・製本　株式会社廣済堂

©Kentaro IWATA, 2018

本書の複製権・翻訳権・翻案権・上映権・譲渡権・公衆送信権
(送信可能化権を含む)は、(株)メディカ出版が保有します。

ISBN978-4-8404-6579-3　　　Printed and bound in Japan

当社出版物に関する各種お問い合わせ先 (受付時間:平日9:00～17:00)
●編集内容については、編集局 06-6398-5048
●ご注文・不良品(乱丁・落丁)については、お客様センター 0120-276-591
●付属のCD-ROM、DVD、ダウンロードの動作不具合などについては、
　　　　　　　　　　　　　　　　デジタル助っ人サービス 0120-276-592